口腔常见病诊疗手册

施少雄　著

吉林科学技术出版社

图书在版编目（CIP）数据

口腔常见病诊疗手册 / 施少雄著 . — 长春：吉林科学技术出版社，2023. 6

ISBN 978-7-5744-0661-2

Ⅰ. ①口… Ⅱ. ①施… Ⅲ. ①口腔疾病 – 诊疗 – 手册 Ⅳ. ①R78-62

中国国家版本馆 CIP 数据核字（2023）第 136549 号

口腔常见病诊疗手册

著　　施少雄
出 版 人　宛　霞
责任编辑　刘建民
封面设计　李　阳
制　　版　李　阳
幅面尺寸　170mm × 240mm
开　　本　16
字　　数　130 千字
印　　张　14
印　　数　1-1500 册
版　　次　2023 年 6 月第 1 版
印　　次　2024 年 1 月第 1 次印刷

出　　版　吉林科学技术出版社
发　　行　吉林科学技术出版社
地　　址　长春市南关区福祉大路 5788 号出版大厦 A 座
邮　　编　130118
发行部电话 / 传真　0431-81629529　81629530　81629531
81629532　81629533　81629534
储运部电话　0431-86059116
编辑部电话　0431-81629510
印　　刷　廊坊市印艺阁数字科技有限公司

书　　号　ISBN 978-7-5744-0661-2
定　　价　78.00 元

前言
PREFACE

口腔科是医学学科分类之一，口腔科疾病主要包括口腔颌面部皮样、表皮颌下间隙感染、颌面部淋巴管瘤、齿状突发育畸形、上颌窦恶性肿瘤、颌骨造釉细胞瘤、慢性筛窦炎、下颌后缩、四环素牙、舌白斑等疾病。现组织生物工程技术的发展如引导组织再生技术、基因技术、种植义齿等为病变牙齿的再生带来了希望。牙周病的治疗是一个序列治疗，在治疗过程中需制定一个详细、有效的治疗计划，其中，医生精湛的治疗和病人的积极配合是治疗成功的关键。随着我国对外开放政策的深入，全国各地还建立了一批中外合资医院，如上海的厚诚口腔医院、四川乐山市的乐山协和口腔医院等。同时，一批中外合资、合作的口腔技工制作中心也相应建立，为我国口腔医学事业的发展增添了力量。

20 世纪 80 年代后期开始，随着我国社会办医事业的发展，口腔医务人员个人开办诊所得到了迅速的发展，满足了不同收入居民对口腔诊疗的需求，缓解了居民看病难、看牙病更难的局面。

口腔医学是一门在科学理论指导下发展起来的学科。随着医疗技术、医疗器材的不断发展，新方法、新技术层出不穷。口腔医学的特点之一，也是它有别于医学之处，就是它除与医学同具生物科学的基础之外，还要求具备理工学的基础。它时时都在利用金属材料、高分子塑料、陶瓷等来进行牙体和牙列的修复。口腔医学是人体工学最前列的开拓学科。当下，我国的医学工作者有必要着眼未来，着眼21世纪，积极主动地开展牙病预防工作，从我国实际出发，学习国外先进经验，遵循口腔科学的发展规律，加强医疗队伍与科研队伍的建设，争取经过不断地努力，逐步赶上世界先进水平。

本书共分为五章。第一章为口腔解剖与口腔检查，分为口腔解剖学、口腔检查两部分；第二章介绍口腔常见症状，从牙齿相关症状、口臭症状、面部症状三方面展开论述；第三章主题是口腔常见病预防，共有三节：龋病的预防、牙周疾病的预防及口腔癌的预防；第四章的核心是口腔常见病诊治，分为三节：牙齿相关常见病的诊治、口腔黏膜常见病的诊治及非口腔疾病的口腔表征；第五章重点阐述常见口腔治疗技术及药物，分析了牙齿相关疾病治疗技术及药物、口腔黏膜疾病治疗技术及药物、拔牙技术及并发症药物三方面的内容。

本书内容系统全面，论述条理清晰、深入浅出。在撰写本书的过程中，作者得到了许多专家学者的帮助和指导，参考了大量的学术文献，在此表示真诚的感谢！

限于作者水平有不足，加之时间仓促，本书难免存在一些疏漏，在此，恳请同行专家和读者朋友批评指正！

作者

2023年1月

目录
CONTENTS

第一章 口腔解剖与口腔检查

第一节 口腔解剖与口腔检查 /001
第二节 口腔解剖学 /030

第二章 口腔常见症状

第一节 牙齿相关症状 /082
第二节 口臭症状 /092
第三节 面部症状 /101

第三章 口腔常见病预防

第一节 龋病的预防 /114
第二节 牙周疾病的预防 /123
第三节 口腔癌的预防 /135

第四章　口腔常见病诊治

第一节　牙齿相关常见病的诊治　/146

第二节　口腔黏膜常见病的诊治　/151

第三节　非口腔疾病的口腔表征　/157

第五章　常见口腔治疗技术及药物

第一节　牙齿相关疾病治疗技术及药物　/162

第二节　口腔黏膜疾病治疗技术及药物　/204

第三节　拔牙技术及并发症药物　/211

第一章　口腔解剖与口腔检查

口腔解剖学可视为解剖学下之分支，在牙医学领域中被视为基础知识，在此基点上进一步衍生出临床上的治疗与应用。口腔检查（oral examination）的目的是根据采集的病史和运用各种检查结果，综合分析和判断，作为正确诊断和治疗的依据。本章以口腔解剖与口腔检查为主题，分为口腔解剖学、口腔检查两节。

第一节　口腔解剖学

一、口腔颌面部的表面解剖

（一）面部的表面标志

唇：又分为上下唇，由皮肤、肌肉，黏膜和结缔组织构成。上下唇相接触的部分为唇红，唇的左右为口角。上唇中央有人中。

颊：在面部两侧，外面为皮肤，内面为黏膜，中为肌肉。上唇与两颊之间有鼻唇沟。

颏：下唇以下为颏部，颏与下唇之间有颏唇沟（图 1-1-1）。

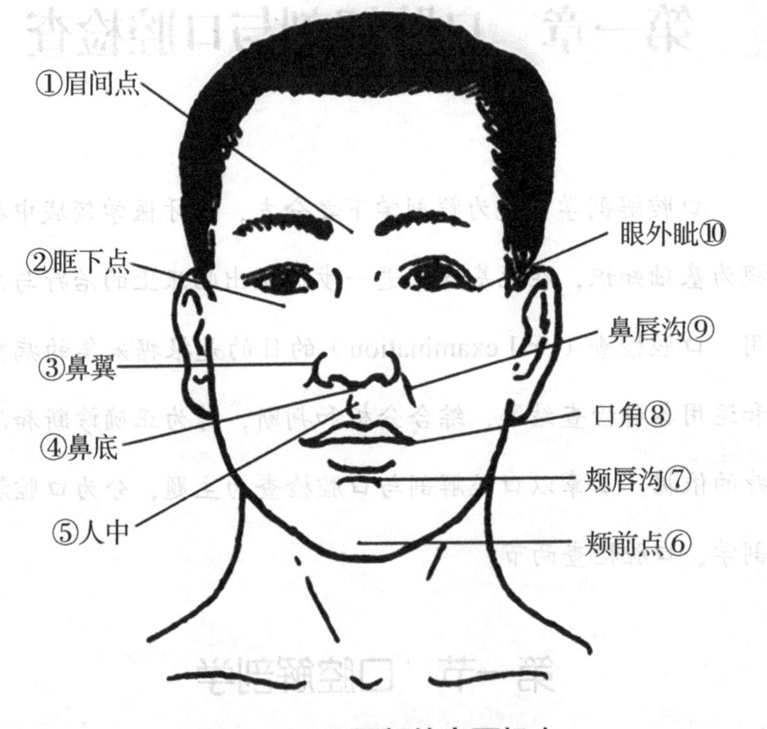

图 1-1-1　面部的表面标志

（二）口腔的表面标志

口腔分为口腔前庭和固有口腔两大部分：

唇颊以内，牙列以外为口腔前庭。上唇内侧有上唇系带，两侧有颊系带。下唇内侧有下唇系带。两侧颊黏膜上有腮腺导管口。龈颊移行部称为移行皱襞。

牙列以内直至咽前为固有口腔：其上为腭，又分为软腭和硬腭。其下为口底及舌，舌又分为舌尖、舌体及舌根。舌下有舌系带，舌系带两侧有颌下腺、舌下腺导管口；舌背有舌乳头。其前方及两侧为牙列，其后为咽部（图 1-1-2）。

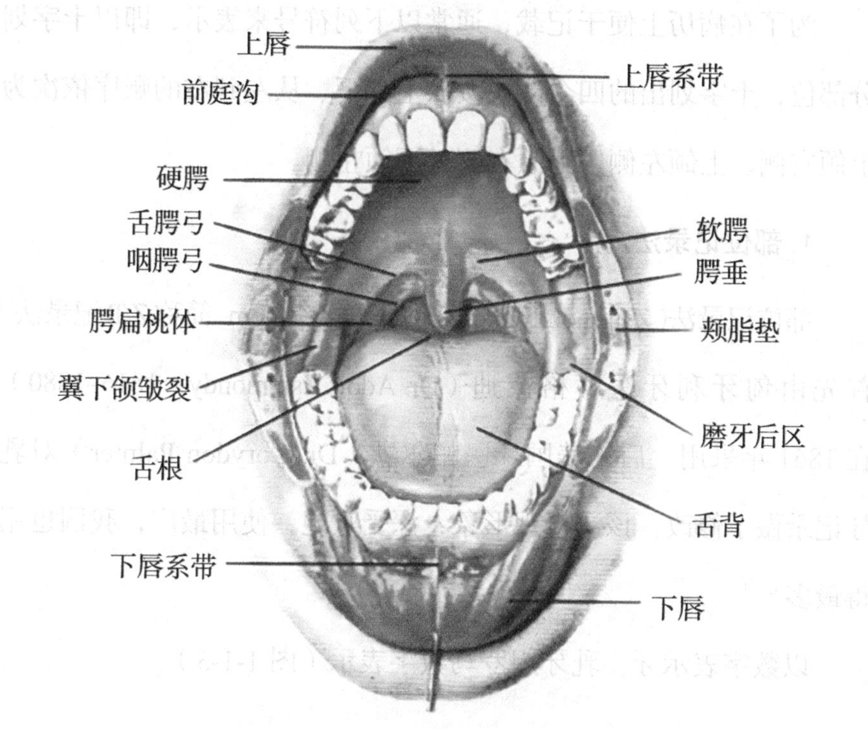

图 1-1-2　口腔表面解剖图

二、牙的外形

（一）牙的数目、名称和符号

人的一生有两套牙齿，即：乳牙和恒牙。

乳牙共 20 个，即上下颌左右侧各 5 个：两个乳切牙，一个乳尖牙和两个乳磨牙。

恒牙共32个，即上下颌左右侧各8个：两个切牙，一个尖牙，两个前磨牙和三个磨牙。

为了在病历上便于记载，通常以下列符号来表示，即以十字划分部位，十字划出的四个区块按从上到下、从左到右的顺序依次为上颌右侧、上颌左侧、下颌右侧、下颌左侧。

1. 部位记录法

部位记录法（Zsigmondy/Palmer Notation System，简称Z/P记录法）首先由匈牙利牙医席格蒙迪（Dr. Adolf Zsigmondy，1816–1880）在1861年采用，后来美国牙医帕尔默（Dr. Corydon Palmer）对乳牙记录做了修改。该法直观形象，深受欢迎，使用最广，我国也用得最多。①

以数字表示牙。乳牙用罗马数字表示（图1-1-3）。

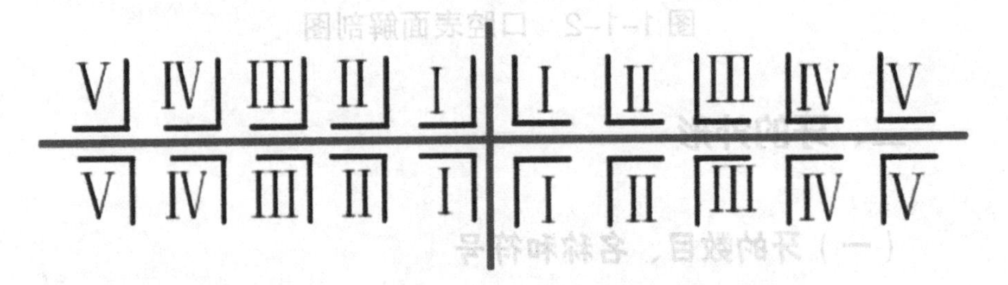

图1–1–3 用Zsigmondy记录法表示乳牙

Ⅰ—乳中切牙；Ⅱ—乳侧切牙；Ⅲ—乳尖牙；Ⅳ—第一乳磨牙；

①杨洪涛. 牙体解剖与雕刻技术[M]. 济南：济南出版社，2018.

V—第二乳磨牙。这就是 Zsigmondy 记录法。

乳牙也可以用 Palmer 记录法，改用大写英文字母 A–E 表示（图 1-1-4）。

E	D	C	B	A	A	B	C	D	E
E	D	C	B	A	A	B	C	D	E

图 1–1–4　用 Palmer 记录法表示乳牙

A—乳中切牙；B—乳侧切牙；C—乳尖牙；

D—第一乳磨牙；E—第二乳磨牙。

恒牙用阿拉伯字表示（图 1-1-5）。

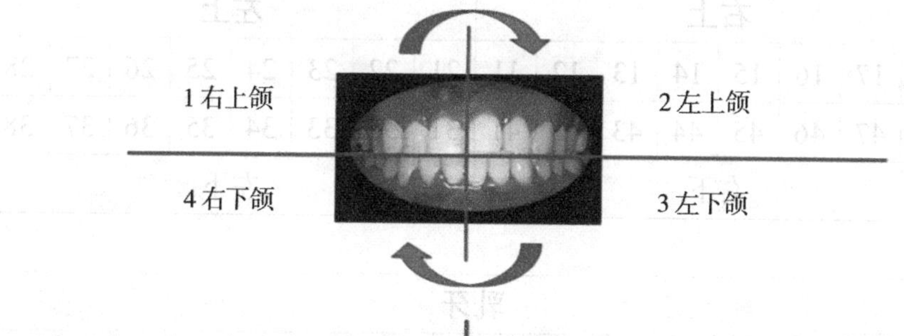

8	7	6	5	4	3	2	1	1	2	3	4	5	6	7	8
8	7	6	5	4	3	2	1	1	2	3	4	5	6	7	8

如：|7 表示左上第 2 磨牙

图 1–1–5　恒牙表示法

1—中切牙；2—侧切牙；3—尖牙；4—第一前磨牙；5—第二前磨牙；6—第一磨牙；7—第二磨牙；8—第三磨牙。

2. FDI（国际牙科联合会）记录法

FDI 是世界通用的牙位记录法，也称 ISO–3950 表示法。

每颗牙用两位阿拉伯数字表示，第 1 位数字表示牙所在的象限，病人的右上、左上、左下、右下（顺时针方向）在恒牙分别为第 1、2、3、4 象限，在乳牙分别为第 5、6、7、8 象限。

第 2 位数字表示牙的位置：恒牙用 1–8，乳牙用 1–5 表示。如：25 表示左上第 2 前磨牙，53 表示右上乳尖牙（图 1-1-6）。

FDI 牙位记录法

恒牙															
右上								左上							
18	17	16	15	14	13	12	11	21	22	23	24	25	26	27	28
48	47	46	45	44	43	42	41	31	32	33	34	35	36	37	38
右下								左下							
乳牙															
右上								左上							
			55	54	53	52	51	61	62	63	64	65			
			85	84	83	82	81	71	72	73	74	75			
右下								左下							

图 1–1–6 FDI 记录法

3. ADA（美国牙科协会）记录法——通用记录法

按照右上颌—左上颌—左下颌—右下颌的顺序把每颗牙编号，恒牙用阿拉伯数字 1–32，乳牙用字母 A–T 表示，该记录法在美国广泛应用（图 1-1-7）。

通用记录法

恒牙															
右上								左上							
1	2	3	4	5	6	7	8	9	10	11	12	13	14	15	16
32	31	30	29	28	27	26	25	24	23	22	21	20	19	18	17
右下								左下							
乳牙															
右上								左上							
			A	B	C	D	E	F	G	H	I	J			
			T	S	R	Q	P	O	N	M	L	K			
右下								左下							

图 1–1–7　ADA 记录法

4. 各牙位记录法的比较

部位记录法：直观形象，应用最广，适合手写，但不利于电脑输入和统计分析。

FDI 法：便于输入和统计分析，缺点是不够直观，门诊病人多时，容易忙中出错。

ADA 法：简洁却不够直观。现在，各种界面友好的电子病历软件，很好地解决了这个问题。

（二）牙的外形

牙齿分为三部分：露出在口腔内的部分称为牙冠，埋在牙槽骨内的部分称为牙根，牙冠与牙根之间称为牙颈（图 1-1-8）。

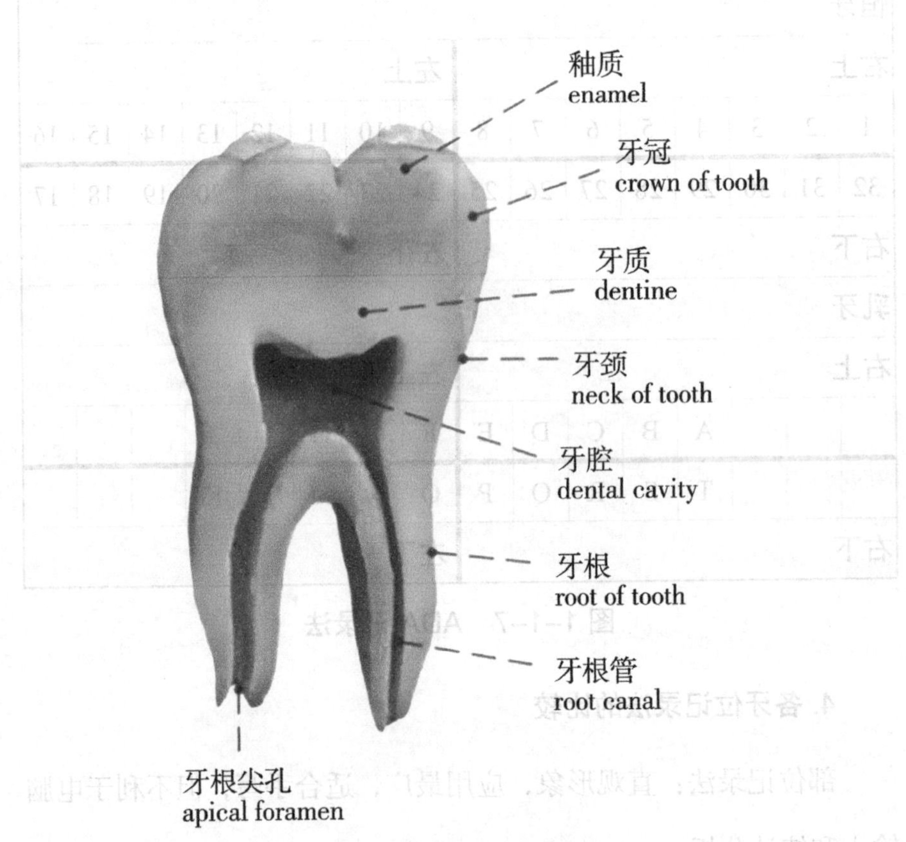

图 1–1–8　牙的外形

1. 切牙

又名门齿。牙冠为铲状，其前端称切端，靠唇侧的面称唇面；

靠舌腭的面为舌面；与邻牙接触的两面称为邻面；邻面又分为近中面与远中面。一个牙根。其功能为切割食物（图 1-1-9）。

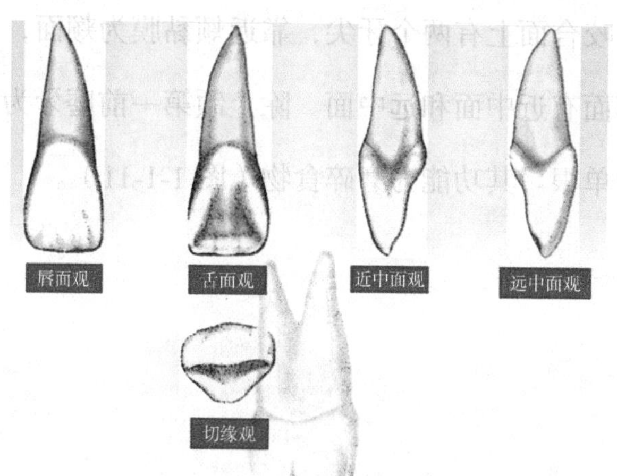

图 1–1–9　切牙示意图

2. 尖牙

又名犬齿。牙冠顶端是一个牙尖、一个牙根。其功能为撕割食物（图 1-1-10）。

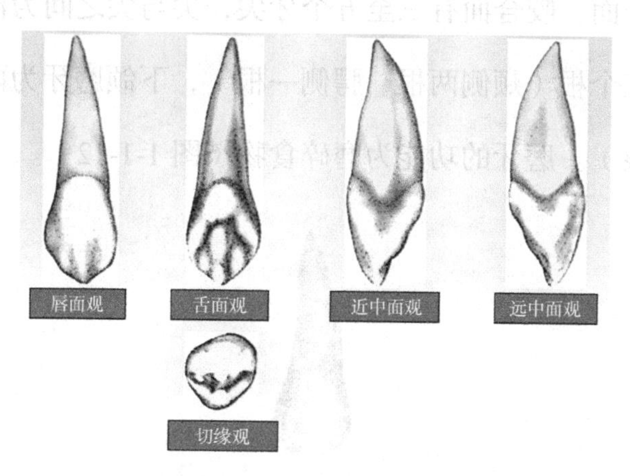

图 1–1–10　尖牙示意图

3. 前磨牙

又名小臼齿。牙冠分为五个面：与对颌牙接触有咀嚼功能面称为咬合面；咬合面上有两个牙尖，靠近颊黏膜为颊面，靠近舌腭为舌面，其邻面有近中面和远中面。除上颌第一前磨牙为双根外，其他前磨牙均单根。其功能为磨碎食物（图 1-1-11）。

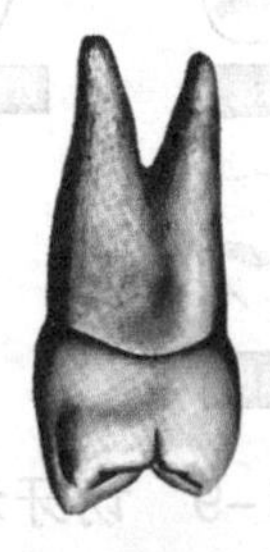

图 1-1-11 前磨牙示意图

4. 磨牙

又名臼齿俗称槽牙。牙冠亦分咬合面、颊面、舌面和近中面、远中面五个面。咬合面有三至五个牙尖，尖与尖之间为沟或窝。上颌磨牙为三个根（颊侧两根、腭侧一根），下颌磨牙为两根（近中根和远中根）。磨牙的功能为磨碎食物（图 1-1-12）。

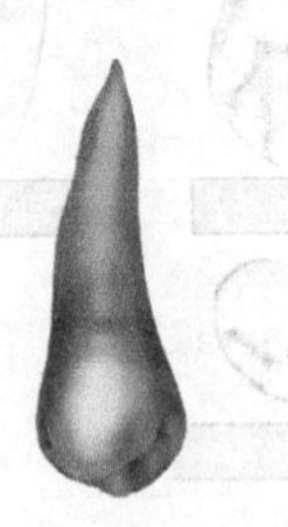

图 1-1-12 磨牙示意图

5. 乳牙

乳牙分为乳切牙、乳尖牙和乳磨牙三组，上下颌各 10 颗，共 20 颗，其中上下颌左右各 5 颗。

牙弓正中两侧分为乳切牙、乳侧切牙、乳尖牙、第一乳磨牙和第二乳磨牙，乳牙呈白色或青白色，形态小。由于牙釉质厚度与恒牙相比显得比较薄弱，所以说乳牙较为容易出现龋坏、易磨耗（图 1-1-13）。

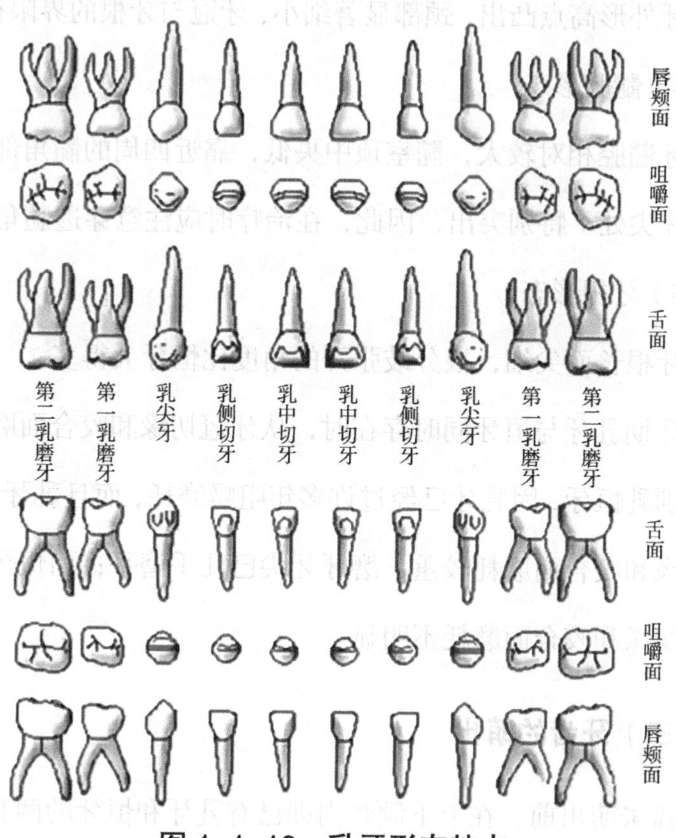

图 1-1-13　乳牙形态特点

（1）牙冠颜色

乳牙色白，恒牙略带黄色并较乳牙更有光泽。乳牙钙化较差，硬度较低。

（2）牙冠体积

乳牙冠小，如乳切牙比恒切牙小；乳尖牙比恒尖牙小；乳磨牙比恒磨牙小，但比前磨牙近远中径大。

（3）牙冠形状

乳牙外形高点凸出，颈部显著细小，牙冠与牙根的界限很明显。

（4）髓腔形态

乳牙髓腔相对较大，髓室顶中央低，靠近四周的髓角部（相当咬合面牙尖处）特别突出，因此，在治疗时应注意穿透髓角。

（5）牙根形态

乳牙根长而尖细，根分歧张开的角度比恒牙大得多。

替牙期乳牙与恒牙同时存在时，从牙冠切缘和咬合面磨耗程度也可区别乳恒牙，因乳牙已经过许多年咀嚼磨耗，而且乳牙硬度低，牙冠切缘和咬合面磨耗较重，磨牙牙尖已几乎磨平；而恒牙则因萌出晚，切缘和咬合面磨耗不明显。

（三）牙齿的萌出

牙齿未萌出前，在上下颌骨内即已有乳牙和恒牙的两套牙胚，到达一定时间牙齿即开始萌出。乳牙萌出的顺序是乳中切牙、乳侧切牙、第一乳磨牙、乳尖牙、第二乳磨牙。一般在六个月左右时候乳中切牙开始萌出，在一岁左右的时候乳侧切牙开始萌出，1–1.5岁半的时候第一乳磨牙相继开始萌出，1.6–2岁的时候乳尖牙开始萌出，2–2.5岁的时候第二乳磨牙开始相继萌出，2.5–3岁左右的时候乳牙已经完全萌出完毕。

普遍规律是下牙萌出较同名上牙为早。以上是常见的萌出时间，较以上时间稍早些晚些甚至一周岁内萌出第一对牙仍算正常。

恒牙的萌出、切牙、尖牙和前磨牙都在同位置乳牙脱落后不久才萌出，恒牙的萌出顺序是固定的，但是恒牙的萌出时间是一个范围，具体情况因人而异。恒牙萌出顺序为下颌第一磨牙、上颌第一磨牙、下颌中切牙、上颌中切牙、下颌侧切牙、上颌侧切牙、下颌尖牙、上颌尖牙、下颌第一前磨牙、上颌第一前磨牙、上颌第二前磨牙、下颌第二前磨牙、下颌第二磨牙、上颌第二磨牙。

上、下颌第一磨牙：萌出的始末年龄范围分别为4–10岁，4–9岁，高峰期在6–7岁，5–6岁。

上、下颌中切牙：上颌中切牙萌出最早见于5岁，萌出高峰期在6–8岁；下颌中切牙萌出最早见于5岁，9岁全部萌出，萌出高峰期在6–7岁。

上、下颌侧切牙：萌出的始末年龄范围分别为6–11岁，5–10岁；

高峰期分别为 7–9 岁，6–8 岁。

上、下颌尖牙：萌出的始末年龄范围分别为 8–13 岁或 7–13 岁，高峰期为 10–11 岁或 9–10 岁。

上、下颌第一前磨牙：萌出的始末年龄范围分别为 7–14 岁，6–14 岁，跨距较长，高峰期均为 9–10 岁。

上、下颌第二前磨牙：萌出的始末年龄范围分别为 7–14 岁，7–15 岁，跨距也较长，高峰期均为 10–11 岁。

上、下颌第二磨牙：萌出的始末年龄范围分别为 10–15 岁，9–15 岁，高峰期为 12–14 岁，11–13 岁。

牙齿的萌出异常有：

乳牙滞留：常见乳切牙未脱落，恒切牙即从其舌或腭侧萌出，呈“双层牙”状。

上尖牙唇侧错位：因上颌第一前磨牙先萌出，上尖牙后萌出，故常发生上尖牙萌出间隙不够而发生唇侧错位，俗称“虎牙”。

多生牙：在正常牙数以外的额外牙，常在两上中切牙之间或腭侧，其形状有尖状，筒状等，一般均单根。

前磨牙可因拥挤而成舌侧或颊侧错位。

下颌第三磨牙阻生：下第三磨牙常因颌骨容纳不下（下颌第二磨牙与下颌升枝间间隙太小）而发生阻生。阻生的常见情况有前倾、水平、横生甚至倒生者，亦有牙齿虽正位但牙冠咬合面被牙龈覆盖一部分者。

上颌第三磨牙异常：常见为颊侧倾斜、过小牙、融合牙根等。

三、牙体组织

牙体组织由四种组织构成：牙冠外面最坚硬的牙釉质、内侧牙本质、位于牙槽窝内及牙根表面的牙骨质，以及中间的牙髓腔（图1-1-14）。

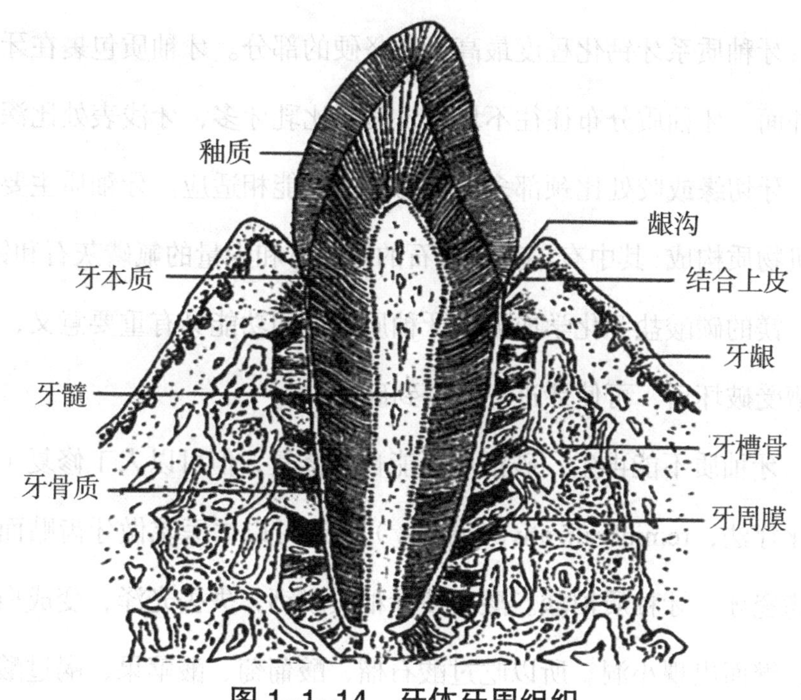

图 1–1–14　牙体牙周组织

（一）牙釉质

牙釉质（enamel）包被在牙冠的最外层，约 2–2.5mm 厚，呈半透明状，质坚而脆。前牙的切端和后牙的牙尖顶端釉质较厚，后牙沟窝处较为薄弱。釉质可因常年咀嚼食物而被磨耗。

牙釉质是人体骨质中最坚硬的部分，包绕在牙冠表面，乳白色。它由细长的六棱柱状的釉柱及其间质规则的排列，故很致密。釉柱从牙釉质与牙本质的交界处向周围呈放射状走行，许多釉柱彼此扭曲成束，以致使在磨牙面上呈现出许多明暗相间的粗纹，即所谓施瑞格线。

牙釉质系牙钙化程度最高，最坚硬的部分。牙釉质包裹在牙冠的外面，牙釉质分布往往不均衡，恒牙比乳牙多，牙浅表处比深处多，牙切缘或咬处比颈部多，这与牙的功能相适应。牙釉质主要由无机物质构成，其中有羟基磷灰石的结晶体和少量的氟磷灰石和钠、钾、镁的碳酸盐等化学成分。牙釉质对牙的功能具有重要意义，当其遭受破坏后，可使牙进一步遭到破坏。

牙釉质不能再生，破损后不能自行修复，但可以人工修复（再矿化疗法，remineralizative therapy），还可以去医院做牙齿贴面或做烤瓷牙。牙釉质怕酸。酸会使牙釉质脱钙，失去光泽，变成白垩色，继而出现小洞。所以吃过酸石榴、酸葡萄、酸苹果，喝过酸牛奶等酸性饮料，或吃过加醋的食物后，应尽快漱口，使牙齿尽快脱离酸性环境，以免牙釉质受损。有人主张吃过酸东西后不要马上刷牙，因为酸性物质会使牙齿表面的牙釉质软化，此时刷牙会破坏牙釉质，损害牙齿健康。

（二）牙骨质

牙骨质（cementum）包被在牙根的最外层。根尖部和根分岐部较厚，色淡黄，硬度和致密度与骨相似，含无机物约占重量65%，有机物约占23%，水约占2%。主要无机物为钙和磷，为羟磷灰石结构，有机物中90%为胶原，还有蛋白－多糖复合体。

牙骨质呈层板状结构，分无细胞牙骨质和含细胞牙骨质两种。无细胞牙骨质仅有钙化的细胞间质而无细胞，常均匀地分布在整个根部牙本质的表面。细胞间质由胶原纤维和钙化的基质所组成，在细胞间质中还包埋着来自牙周膜的纤维，称为穿通纤维。含细胞牙骨质的间质中有很多陷窝，内含牙骨质细胞，陷窝分出小管，管内含牙骨质细胞的胞浆突。在牙骨质表面，常有一层刚形成尚未钙化的牙骨质，称为类牙骨质。牙骨质在正常情况下只是逐渐添加，一般不发生吸收现象，添加的方式也是成层沉积，所以为层板样结构。牙骨质有两项重要功能，一是把牙周组织和牙体组织结合在一起，另一是修复牙根面的损伤。牙骨质有不断形成的特点，因此牙周膜纤维可因牙齿功能的需要而改变，新形成的牙周膜纤维的一端埋入新沉积的牙骨质内。牙骨质的修复能力在临床上很有意义，牙骨质不但能修复因为过度咬合力或其他因素造成根面的小范围吸收或牙骨质的折裂，而且当干髓术、根管治疗、根尖切除后，牙骨质能新生并覆盖根尖孔，重建牙体与牙周的联系。

（三）牙本质

牙本质（denfin）是构成牙齿的主体的硬组织，外有釉质及牙骨质所包被，内为空腔，空腔的牙冠部分称为髓室，牙根部分称为根管，内有牙髓，位于牙釉质和牙骨质的内层，也是牙髓腔及根管的侧壁，颜色淡黄，大约含有30%的有机物和水，70%的无机物，硬度低于牙釉质。若用显微镜观察，可见到牙本质内有许多排列规则的细管，称为牙本质小管，管内有神经纤维，当牙本质暴露后，能感受外界冷、热、酸、甜等刺激，而引起疼痛。

牙本质由成牙本质细胞分泌，主要功能是保护其内部的牙髓和支持其表面的釉质。其冠部和根部表面分别由釉质和牙骨质覆盖。牙本质中央的牙髓腔内有牙髓组织。由于牙本质和牙髓在胚胎发生和功能上关系密切，故两者合称为牙髓牙本质复合体（pulpo-dentinalcomplex）。

牙本质在人的一生中均有形成，可分为三类：第一期原发性（primary）、第二期继发性（secondary）、第三期（tertiary）牙本质。原发性牙本是牙齿发生过程中形成的牙本质，至根尖孔形成也基本完成；此后在尚未出生与初出生的牙齿，可有一缓慢地生理性继续形成过程，所产生者为继发性牙本质；是在无外来刺激的情况下形成的。而在牙齿萌出以后，由于磨损、外伤、龋病或手术过程等原因而合牙本质遭受刺激时，在累及牙本质管的髓端形成的第三期牙本质。

牙釉质、牙骨质和牙本质均为硬组织，其中釉质含无机物（以钙为主）95% 以上，为全身最坚硬之组织（较骨组织为硬），牙本质含无机物约 70%，牙骨质含无机物约 55%。

（四）牙髓

牙髓（pulp）为牙齿内之软组织，内有动脉、静脉、神经等，通过根端孔与颌骨内的血管神经相连接。神经末梢一直伸到牙本质内，故牙齿磨耗较重时可有酸痛感觉。

牙髓组织位于牙齿内部的牙髓腔内。牙髓腔的外形与牙体形态大致相似，牙冠部髓腔较大，称髓室，牙根部髓腔较细小，称根管，根尖部有小孔，称根尖孔。牙髓组织主要包含神经、血管，淋巴和结缔组织，还有排列在牙髓外周的造牙本质细胞，其作用是造牙本质。

四、牙周组织

牙周组织为牙齿的支持组织。由三种组织构成：牙槽骨、牙周膜、牙龈。

（一）牙槽骨

牙槽骨即上下颌骨的牙槽突，牙根埋在牙槽骨内，骨质较疏松，牙的血管神经均来源于牙槽骨。牙槽骨由骨皮质、骨松质和固有牙槽骨构成。固有牙槽骨接近牙根和牙周膜的内壁，是一层有筛孔的骨密质，内有牙槽窝以容纳牙根，并附着牙周膜纤维。固有牙槽骨可因受力而改建，在张力侧有新骨沉积，在压力侧有骨质吸收。骨松质位于骨密质和固有牙槽骨间，其中有许多彼此相通的骨髓小腔，骨小梁顺 力和肌力的方向排列。骨密质为位于颌骨唇、颊、舌侧表面的致密骨，与颌骨的骨外板相连，可以适应力的分散。牙槽骨为全身骨骼系统中最易变化的部分，其变化可反映出骨组织的改建过程。它随牙的生长和萌出而生长，因获得生理性的功能刺激而发育良好。牙齿缺失后，失去了正常的功能刺激，可产生废用性萎缩。过大的刺激，又可引起创伤性吸收。临床上错颌矫治，常是根据牙槽骨的这种生物特性，促使错位牙移向正常位置。

牙槽骨的结构和其他骨骼基本一致，有骨密质和骨松质。骨松质内骨小梁的排列有一定规律性，一般与牙齿受力的方向一致。牙根之间的骨小梁大致呈横列，而在牙槽底的骨小梁呈纵列，与牙根尖呈垂直方向。牙槽骨的化学结构和牙骨质类似，其无机物主要为羟磷灰石，有机物约 90% 以上为胶原。

固有牙槽骨是牙槽骨的内壁，为多孔的骨板，叫做筛状板。牙周膜的血管神经穿过筛状板的小孔与骨髓相连。在X线像上，固有牙槽骨阻射，形成环绕牙根的白线，称为硬骨板，在牙周袋发生炎症或损伤时，硬骨板即被吸收而消失。

束状骨和层板骨牙槽骨有束状骨和层板骨两种结构，束状骨是新生的骨尚未形成哈弗系统，成层地沉积与根面平行，其中包埋牙周膜的主纤维束。层板骨是有哈弗系统的骨。

牙槽骨是骨骼中变化最活跃的部分，它随着牙齿的发育，乳牙的替换、恒牙的移动而改建。骨形成时可见成骨细胞排列在新骨周围，在细胞的下方紧接着有一层尚未钙化的类骨质，骨吸收时骨表面有蚕食状凹陷，并可见多核的破骨细胞。

（二）牙周膜

牙周膜介于牙槽骨和牙骨质之间。牙周膜中纤维聚合成束，排列成一定方向，称为主纤维束。主纤维束的一端埋入牙骨质中，另一端埋入牙槽骨中，或分布在牙龈中。根据部位及功能，主纤维束成不同方向排列，其中主要的纤维束呈45° 左右的斜行方向，高的一端附着于牙槽骨，另一端附着于牙骨质起悬吊作用。当牙齿受到咀嚼压力时，由于这组纤维的作用，使牙槽骨受到的是平均的牵引力。正常的主纤维束稍呈波纹状，因此牙齿可有轻微的动度。用某些弹力纤维染色法，可在光学显微镜下看出未成熟弹力纤维，电镜下观察此纤维与发育中的弹力纤维相似。此纤维排列的方向与胶原纤维不同，一端埋于骨或牙骨质中，另一端则在血管壁内。在根尖附近呈网状排列，其功能尚不清楚。主纤维束之间的疏松结缔组织是间隙组织，其中有血管、神经、淋巴管。牙周膜的血管丰富，一部分是经牙龈而来，一部分是由牙槽而来，另一部分是由根尖部与牙髓血管同一来源。牙周膜中有丰富的感觉神经末梢，也有交感神经支配血管。牙周膜的淋巴管分别注入各个颈部淋巴结中，所以当牙周膜感染时会引起局部淋巴结肿大。上皮剩余也称 Malassez 上皮剩余，是牙根发育期间上皮根鞘的剩余。在间隙组织中呈小条索或小团块，一般为静止状态。这些上皮剩余常由外伤或感染后而增生，也可为牙源性囊肿或颌骨肿瘤的上皮来源。

牙周膜能形成牙槽骨及牙骨质，被破坏后能重建；能支持牙齿抵抗咀嚼力，并能缓冲外来的力量使其不直接作用于牙槽骨。牙周膜还能营养牙骨质和牙槽骨。牙周膜的功能和它的结构有密切关系，一个埋没在颌骨中的牙齿，或长期未用的牙齿，其主纤维束发育不良或消失，牙周膜变薄，常在 0.1mm 以下。但有功能的牙齿，其主纤维束粗大，牙周膜厚，大约在 0.2mm 左右。牙周组织对于垂直方向的压力有强大的抵抗能力，但对侧方压力则易受损伤。

（三）牙龈

牙龈为口腔黏膜之一部分，覆在牙槽骨表面，正常牙龈致密，粉红色。两牙相邻之间隙内被牙龈充满，称为龈乳头。

牙龈表面为复层鳞状上皮，有角化层或不全角化层。上皮钉较长，伸入结缔组织。牙龈上皮不仅覆盖牙龈外露部分，而且也转向内侧，覆盖龈沟壁称为沟内上皮；一部分附着在牙体上称为结合上皮。牙龈的固有层为各种方向交织的结缔组织纤维束，其中最主要的成分是胶原纤维，它占全部结缔组织 56%。牙龈中为数最多的细胞为成纤维细胞，肥大细胞也常在牙龈中出现，此外还有淋巴细胞、浆细胞和巨噬细胞。

五、口腔颌面部主要解剖

（一）骨

口腔颌面部共有 14 块骨。即：上颌骨、颧骨、鼻骨、腭骨、下鼻甲、泪骨（以上成对），和下颌骨、犁骨。

1. 上颌骨

有眶面，鼻面、颊面和腭面。有颧突与颧骨相接。上颌骨左右各一块，共同构成面颊之大部和口腔之大部，下为牙槽突，上颌牙齿即在上颌骨牙槽突上（图 1-1-15）。

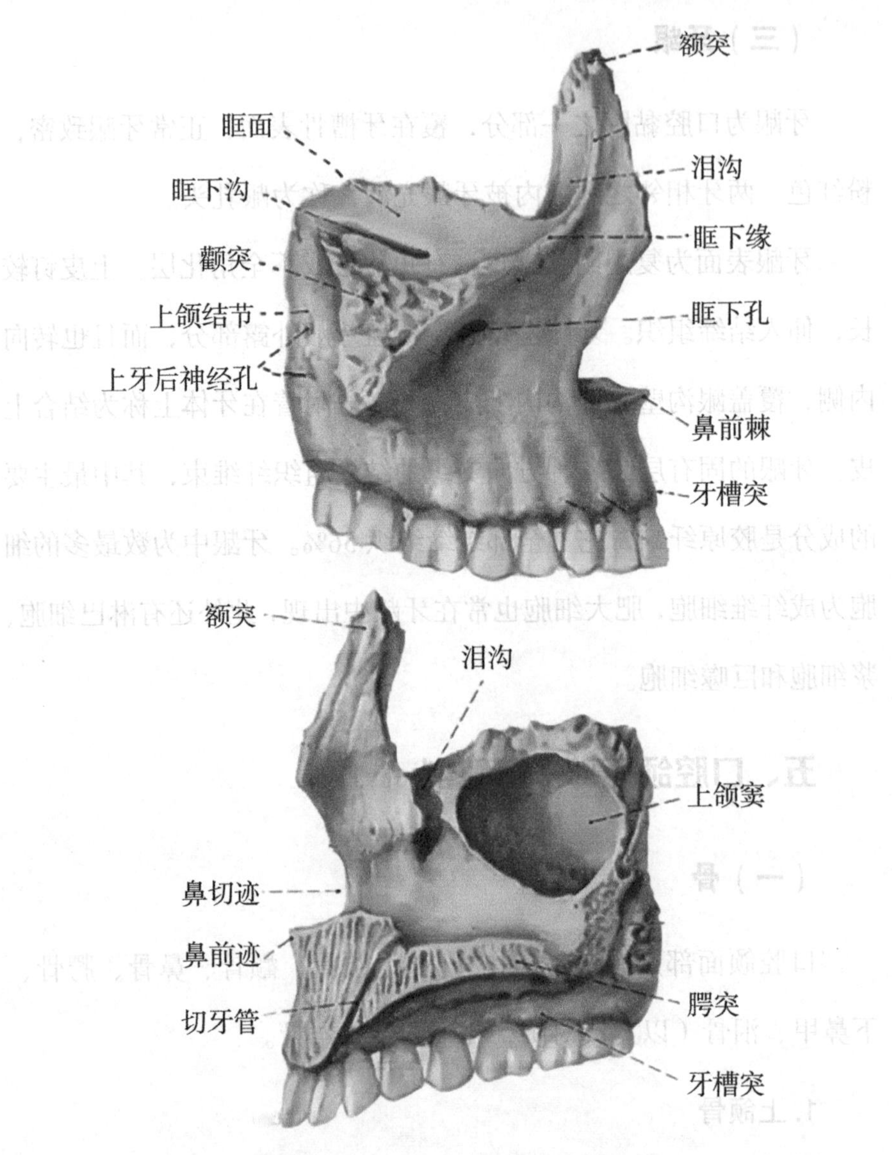

图 1-1-15　上颌骨解剖图

2. 下颌骨

又分为下颌骨体及升枝（又分左右）。下颌骨体前部为颏部，两侧各有一颏孔。上为牙槽突，下颌牙齿即在下颌骨之牙槽突上。下颌升枝有髁突（又名下颌小头）和喙突。其间为乙状切迹。下颌角之内侧上方有下颌孔，下齿槽神经血管由此进入下颌管（图 1-1-16）。

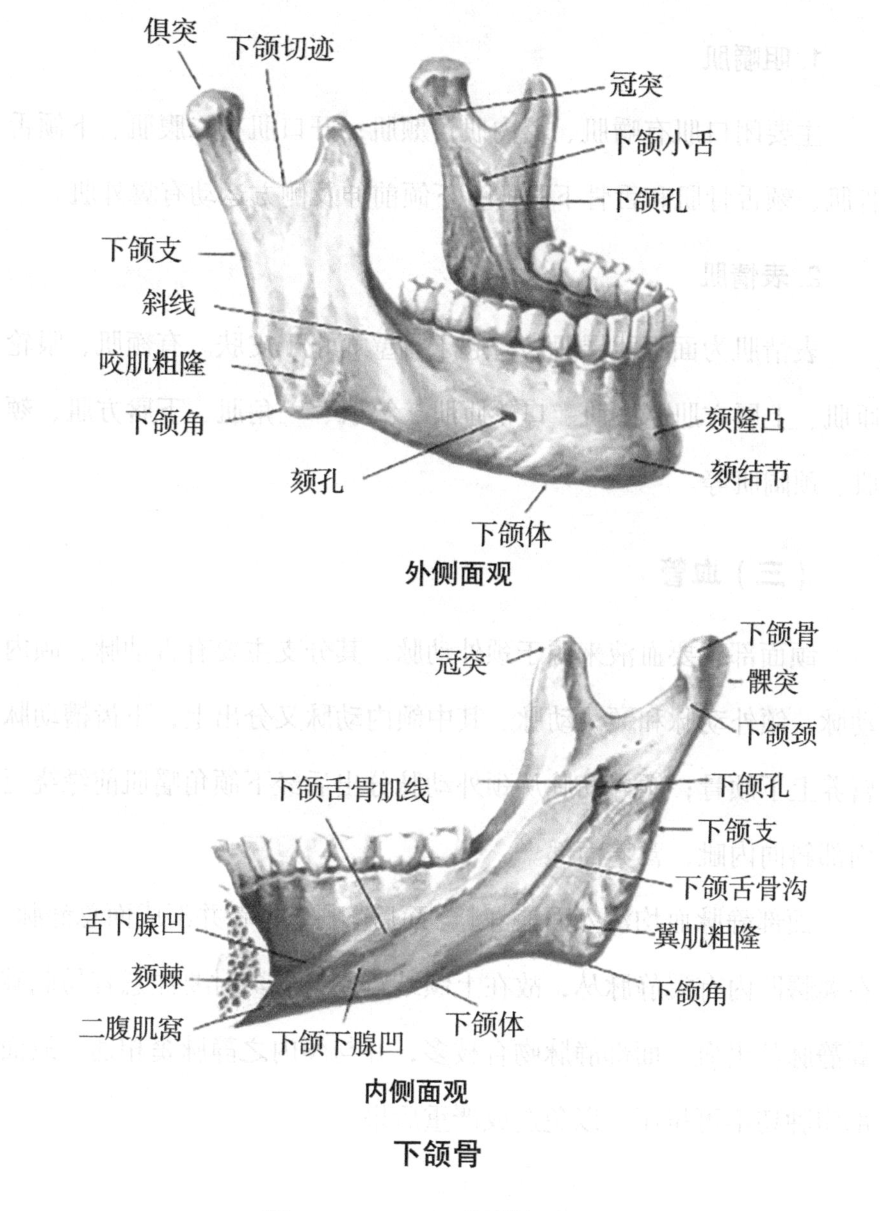

图 1–1–16　下颌骨解剖图

（二）肌肉

口腔颌面部肌肉分为咀嚼肌两大类。

1. 咀嚼肌

主要闭口肌有嚼肌、翼内肌、颞肌；开口肌有二腹肌、下颌舌骨肌、颏舌骨肌和舌骨下肌群；下颌前伸及侧方运动有翼外肌。

2. 表情肌

表情肌为面部浅层肌肉。起于骨壁而止于皮肤。有额肌、眼轮匝肌、上唇方肌、颧肌、口轮匝肌、笑肌、三角肌、下唇方肌、颏肌、颈阔肌等。

（三）血管

颌面部主要血液来源于颈外动脉，其分支主要有舌动脉、颌内动脉、颌外动脉和颞浅动脉。其中颌内动脉又分出上，下齿槽动脉营养上下颌骨；颌外动脉从颈外动脉分出后经下颌角嚼肌前缘绕至面部斜向内眦，营养面部。

面部静脉血均汇入面前静脉、面后静脉，二者并汇成面总静脉。在翼腭凹内有翼静脉丛，故在上颌结节注射麻药时要注意容易刺破翼静脉丛出血。面部静脉吻合枝多，并与颅内之静脉窦相通。故面部疖肿切不可挤压，以免造成严重后果。

（四）神经

口腔颌面部的主要神经为三叉神经和面神经。

1. 三叉神经

三叉神经为第五对脑神经。出脑后到半月神经节又分为三支。第一支又名眼神经，经眶下裂入眼眶，为感觉神经。第二支又名上颌神经，从圆孔出颅，经翼腭凹入上颌骨，分出后上齿槽神经，分布上颌磨牙区；中上齿槽神经，分布上颌前磨牙区；前上齿槽神经，分布上颌切牙尖牙区；其终末支出眶下孔到面部。在翼腭凹处又分出蝶腭神经其鼻支经切牙孔分布硬腭前部；腭支出腭大孔分布硬腭后部，均为感觉神经，司上颌骨、上颌牙齿、上腭黏膜及面部眶下上唇之感觉。第三支又名下颌神经，由卵圆孔出颅，其感觉支入下颌孔下颌管为下齿槽神经，分布于下颌骨及下颌牙齿；终末支为颏神经，出颏孔分布颏部。在未入下颌孔前分出之舌神经和颊神经，分布舌颊一带。以上为感觉支司下颌骨、下颌牙齿、舌、颊、下唇之感觉。其运动支分布于咀嚼肌。

2. 面神经

面神经为运动神经，系第七对脑神经，从茎乳孔出颅，穿过腮腺分为五支，即：颞支、颧支、颊支、下颌缘支和颈支，分布于各表情肌。

面神经由运动纤维、感觉纤维和副交感纤维组成。运动纤维起自位于桥脑尾端腹外侧的面神经核，支配除咀嚼肌和上睑提肌以外的面肌以及耳部肌、枕肌、颈阔肌等。味觉纤维起自膝状神经节，支配舌前 2/3 的味觉。少数感觉纤维传递耳廓、外耳道和鼓膜的一部分皮肤、泪腺、唾液腺和口腔的一部分黏膜的一般感觉。副交感纤维起自上泌涎核，支配舌下腺、下颌下腺的分泌。

（五）关节

颞下颌关节系由颞骨关节凹和下颌骨的髁状突构成，为全身活动最多的关节。关节凹与关节头之间有软骨的关节盘。关节周围有强大的关节囊和韧带。颞下颌关节的活动即下颌骨的前伸、后缩、开口、闭口及侧方运动。

下颌关节允许下颌上提、下降、前进、后退及侧方运动。在开口、闭口活动中，下颌头在下颌关节腔内沿通过下颌头的额状轴转动，下颌体表现为下降和上提。作前、后运动时，关节盘连同下颌头一起在上关节腔内围绕位于关节结节内的额状轴，作弧形滑动。侧方运动则为由一侧下颌头在下关节腔内原位作垂直轴上旋转，而对侧下颌头连同关节盘在上关节腔内向前移动。张口时上、下切牙缘距离可达 50–60mm，向前和侧方运动时移动为 10mm 左右。极度开口时，下颌头甚至可滑到关节结节之前，进入颞下窝，成为前脱位。复位时须以大拇指按紧左、右磨牙下压，同时将颏部上抬，把下颌头牵拉向下，越过关节结节，然后推向后上，将下颌头纳回下颌窝。

（六）唾液腺

口腔内有三对大的唾液腺，即腮腺，颌下腺及舌下腺。此外在唇、颊、舌、腭均广泛分布小的唾液腺，数目甚多。

1. 腮腺

在外耳前下方，又分为深浅二叶，面神经从中穿过。腮腺导管从腮腺水平向前，穿过颊肌开口于相当上第一磨牙处的颊黏膜上。

腮腺有许多突起，以突起位置、方向或毗邻关系予以命名分别为导管突、颞突、下突、乳突突。

2. 颌下腺

颌下腺在两侧颌下，分为深、浅二叶，其导管从颌下腺向后绕经下颌舌骨肌后缘后，向前开口于舌下的舌系带旁。

颌下腺为混合物性腺体，但以浆液性腺泡为主。颌下腺为边椭圆行，似核桃大小，大部分位于颌下三角、颈深筋膜浅层所形成的颌下腺鞘内，借茎突下颌韧带与腮腺相隔。颌下腺导管长约 5cm，内径约 2–4mm，自腺体内侧发出，开口于舌系带旁的舌下肉阜。导管长而弯曲，当唾液流动缓慢时容易淤滞，加之导管口粗大，异物容易进入而易诱发腺体结石，特别是导管结石。

3. 舌下腺

舌下腺在口底黏膜下，其导管很多，开口于舌系带两旁。舌下腺导管有大、小两种，大管 1 对，与下颌下腺管共同开口于舌下阜，小管约10条，开口于舌下襞表面。人类的味觉神经和它有密切关联，如果舌下腺受损会直接影响舌头对味道的辨别，应该常注意保护舌下腺，避免吃些对舌头刺激很大的食物并注意保持口腔卫生。

第二节　口腔检查

口腔检查（oral examination）的目的是根据采集的病史和运用各种检查结果，综合分析和判断，作为正确诊断和治疗的依据。

口腔检查是全身检查的一部分。某些口腔疾病可引起全身症状，而某些全身性疾病也可以出现口腔表征而首诊于口腔科。因此，在检查中必须有整体观念，除了着重检查牙齿、牙周、口腔黏膜和颌面部外，必要时应作全身检查。

口腔检查分为一般临床检查、特殊检查和口腔医学影像检查等。

一、一般临床检查

（一）检查前准备

检查前准备（pre-examination preparation）包括工作地点和环境的布置，器械的准备和消毒，患者的位置及术前准备等。

光源：利用自然光或灯光辅助。照明适当、视野清晰是正确诊断和治疗的重要条件。

器械：最基本的器械有口镜、镊子、探针等。

口镜的检查事项包括：反映视线不能直达部位的影像，如牙齿远中面等；反射并聚光于被检查部位，以增加局部照明；牵拉唇、颊和拨压舌等软组织；柄端可作叩诊检查。

镊子的检查事项包括：夹敷料物品等；夹住牙齿检查松动度；柄端可作叩诊检查。

探针的检查事项包括：检查龋洞并探查龋洞深度，是否穿髓，三弯探针可探查邻面龋；探查牙齿感觉过敏区和窦道方向；钝头探针或刻度探针可探测牙周袋深度及袋内上药。

椅位：检查和治疗上颌牙时，应使上颌牙的k平面与地面约成45° 角，高度在医生的肩与肘之间，医生站或坐于患者的右前方或右后方；检查和治疗下颌牙时，应使头颈长轴与躯干一致。患者张口时，下颌牙列k平面与地面平行，其高度与医师的肘部平齐，医师站或坐在患者右前方。随着卧式口腔手术椅的广泛应用，患者可半卧式平躺于椅上，上颌牙列k平面与地面约成 90° ，头颈靠近医师，医师在其右前或右后方工作。检查者肘部高度与患者牙列平齐。

（二）检查方法

1. 问诊

通过问诊（inquisition），了解疾病的发生、发展及演变过程。问诊时医生应态度和蔼，语言通俗易懂，尽量避免使用医学术语。

（1）主诉

指病人最感痛苦，最迫切要求解决的问题。主诉应包括最主要的症状、部位及患病时间。

（2）现病史

根据主诉询问何时开始发病，发病时情况及演变过程，是否为初发，是否曾接受检查和治疗，结果如何等。

（3）既往史

有些口腔疾病往往和患者过去的健康状况、生活习惯有关。如曾患过何种疾病，与目前该病有无关系；是否有易出血史、药物过敏史等。其内容包括饮食、嗜好、职业、劳动情况及月经、妊娠等。

（4）家族史

主要询问家庭成员的健康情况，以及是否有类似疾病发生。

2. 望诊

望诊（inspection）即用肉眼直接观察患者的外表及局部情况。如发育与营养、神态与面容、口腔颌面部的改变等。

（1）颌面部

注意其发育情况、对称性、丰满度，有无肿胀、畸形或创伤；关节和肌肉功能有无障碍；皮肤有无疤痕、窦道或瘘管以及颜色改变等。

（2）牙齿

注意牙齿表面的色泽、数目、形态、排列及咬合，有无龋坏，牙齿修复物情况。

（3）牙周

注意牙龈的形态与颜色，有无肿胀、出血、增生或萎缩，牙龈窦道及溃疡、糜烂，有无斑纹及色泽改变，有无红肿及肿块等。

（4）口腔黏膜

对于唇、颊、腭、舌、口底应注意其对称性，黏膜有无颜色改变，完整性是否破坏；有无水肿、溃疡、糜烂等；有无炎症、色素沉着、舌乳头增生或脱落等。

3. 探诊

常用探针进行探诊（detection）。探诊时动作应轻柔，切忌粗鲁，以免损伤牙周、黏膜及其他口腔软组织。

探查龋洞部位、深浅及疼痛反应情况；牙齿感觉过敏部位和程度；修复物边缘的密合度；三弯探针可探查邻面龋。

探查龈下结石情况；窦道方向与深度。

刻度探针探测牙周袋部位、深度及范围。

4. 叩诊

叩诊（percussion）即利用口镜或镊子的柄端轻轻叩击牙齿，

检查根尖或根侧牙周膜的反应。垂直叩诊用于检查根尖区反应，侧叩检查牙周膜一侧的反应。叩诊时不可用力过猛。叩诊应先从正常牙开始，将患牙与邻牙或对侧同名牙作对比。叩痛可分为无、轻度、中度和重度，分别以－、＋、＋＋、＋＋＋记录。

5. 触诊

触诊（palpation）即借助手指的感觉和患者反应去检查病变的方法。

（1）牙

检查牙齿是否有尖锐的牙尖和边缘嵴。

（2）牙周病及根尖周病

检查病牙根尖区的牙龈及黏膜转折处是否有波动、压痛等；触压牙龈，观察龈缘是否有脓液溢出以了解牙周炎症情况。

（3）肿胀部位

检查肿胀的范围、质地、表面温度，周界是否清楚、是否有压痛等。

（4）黏膜溃疡、斑块

了解溃疡、斑块的基底有无硬结、突起等。

（5）淋巴结

了解淋巴结大小、数目、硬度、有无粘连、压痛等。

6. 嗅诊

有些疾病可借助嗅诊帮助诊断，如坏死性龈炎或牙髓坏疽，均有特殊的腐败性臭味等。

7. 咬诊

咬诊（bite test）检查应先从正中k开始，然后作前伸及侧向k运动。

（1）空咬

某牙出现疼痛，说明尖周有炎症。

（2）咬实物

咬棉球、棉签或器械柄时，若出现疼痛，说明牙体有隐裂、根裂或k面有牙本质过敏区。

（3）咬合纸法

以蓝色咬合纸置于上下牙列之间，嘱患者作各种咬合运动，根据牙齿上所留蓝印，即为k早接触的印记。

（4）咬蜡片法

将烤软的蜡片置于k面，嘱患者作正中咬合，待蜡片冷却后取下，观察蜡片最薄处或穿破点，为正中k早接触部位。

8. 牙齿松动度的检查法

检查前牙时，用镊子夹住切缘，向唇、舌方向摇动，以观察摆动范围; 检查后牙时，用镊子尖端抵住k面中央窝处，向近、远中或颊、舌方向摇动，观察牙齿的松动程度，常用的松动度记录法有以下2种。

（1）以牙松动幅度计算

Ⅰ度松动：松动幅度＜ 1mm。

Ⅱ度松动：松动幅度 1–2mm。

Ⅲ度松动：松动幅度＞ 2mm。

（2）以牙松动方向计算

Ⅰ度松动：仅颊（唇）、舌（腭）方向松动。

Ⅱ度松动：颊（唇）、舌（腭）方向松动伴有近远中方向松动。

Ⅲ度松动：颊（唇）、舌（腭）方向松动伴有近远中方向及垂直方向松动。

二、特殊检查

（一）牙髓活力试验

健康牙髓对温度刺激或电流刺激有一定的耐受性。当牙髓有病变时，刺激阈出现变化，如炎症时刺激阈降低，牙髓坏死则无反应。临床上常用温度和电流检查牙髓反应，由于个体差异，测试时必须与邻牙或对侧同名牙对比。

测试前先用棉条将受检牙齿及邻牙擦干，测试部位应在牙齿的唇（颊）面近颈部。先测试正常邻牙或对侧同名牙，再测试病牙。

记录正常、敏感、极敏感、迟钝和无反应。

1. 温度试验

温度试验（pulp temperature test）分为冷试验和热试验。

（1）冷试验

用冷水水雾枪对可疑牙及健康对照牙喷射；或用氯乙烷小棉球立即置于测试部位，观察牙髓反应。

（2）热试验 将烤热软化的牙胶与牙面接触，观察牙髓反应；或用热水、加热的金属器械等作为刺激源。

2. 电活力试验

电活力试验（pulp electrical test）即采用牙髓电活力测定器检测牙髓活力。将被测牙隔湿，电探头置于被测牙面，打开电流开关，观察患者的反应。健康牙对电流刺激有短暂的麻刺感，而急性牙髓炎对同样电流刺激的反应是触发性剧痛，而慢性牙髓炎或牙髓退变、坏死者对电流的反应迟钝。对测试结果可疑时，可重复测试，以防止假阳性或假阴性的出现。

（二）显微根管检查

显微根管检查（microroot canal examination）是借助手术显微镜和显微器械进行根管检查的方法。当髓腔敞开后，通过手术显微镜提供充足的光源，进行根管显微检查。

1. 根管口的定位

根管系统是髓腔除髓室以外的部分，通常变异较大，寻找到根管口是进行根管治疗的基本条件。手术显微镜配合微型超声工作尖、长颈小球钻或牙髓探针等可寻找和定位额外、细小根管口。特别是上颌磨牙的MB2或MB3根管，上颌前磨牙的近颊或远颊根管，下颌切牙舌根管，下颌前磨牙第二或第三根管，下颌磨牙的第三近中根管，以及第二或第三远中根管。手术显微镜可以清晰显示髓腔入口、根管口、髓室底及根管壁的情况。

2. 确认根管结构

进入根管后，通过放大根管系统，术者能看清根管内部的结构，包括根管、根管侧支、根管分叉、根尖分歧、管间吻合及副根管。根管系统变异较大，如有的牙有根管、根管侧支或根尖分歧，有的牙则仅有根管而无根管系统的其他部分，有的根管存在弯曲，单个牙的根管横截面形状从根管口到根尖孔可以发生明显变化，同名牙的根管形态也不尽一致。对于较直而且通畅的单根牙或多根牙根管，术者可在镜下观察根尖孔。

3. 根管内堵塞物的定位

在根管治疗过程中，常发生根管治疗器械和材料如银尖、断桩和断针等残留于根管不同部位，常规方法常不易取出，应用手术显微镜和显微器械较易寻找、定位和取出根管内的堵塞物。常见折断器械的类型包括根管锉、糊剂输送器、G 形钻、拔髓针、光滑髓针、冲洗针头等。

4. 疑难根管疗效评价

由于根管系统体积较小，变异较大且被牙体硬组织所包绕，肉眼不易看清其内部结构，且常存在钙化根管、根管治疗失败根管、MB2 根管、扁根管、C 形根管、根管台阶、根尖偏移、根管壁或髓室底穿孔等情况，影响根管治疗质量。通过放大根管系统，看清根管内部的结构，确认治疗部位，在直视下进行治疗，且即刻检查治疗质量，大大提高了疑难根管治疗的成功率。

（三）局部麻醉

对于放散性疼痛而又无法确定疼痛部位时，可用 2% 利多卡因局部麻醉（local anesthesia）以协助定位。当患者不能区别痛牙在上颌或下颌时，可先麻醉下齿槽神经，若止痛，说明病牙在下颌，否则为上颌牙痛。有时也用于鉴别三叉神经痛。

（四）细胞学检查

细胞学检查（cytological examination）即自渗出液、分泌物、冲洗液或轻轻从病损表面刮取而取得细胞，作涂片染色后送镜检观察脱落细胞的形态。主要用于肿瘤的早期诊断，具有操作方便、迅速、易为病人接受等优点，但有一定的假阴性，故目前尚不能代替活检作为最后诊断的依据。

（五）活体组织检查

活体组织检查（biopsy）即局麻下选择病变最明显、恶变可能性最大的部位切除，切除的组织立即放入10%福尔马林液内送病检。用于口腔黏膜、软组织和肿块的协助诊断。

1. 穿刺吸取活检

穿刺吸取活检（puncturing and aspirating biopsy）适用于具有一定体积，表面有正常组织覆盖的实性肿瘤。此法成功率高，操作简便，可减轻患者痛苦。但有时因吸取组织过少，使诊断发生困难或不能作出组织学分类。此外，穿刺可能引起内出血及肿瘤细胞扩散。

一般用20号针头，附20mL注射器，选择距肿瘤最近和血管少的部位作为刺入点，局部消毒及麻醉后用小尖刀将全层皮肤刺开小孔（防止将皮肤组织吸入针内），经此孔刺入瘤体，然后回抽注射器芯，形成负压，必要时可在瘤体内1–2次改变方向，然后在负压下，缓慢拔出，此时可见少许细碎瘤组织屑被吸入，附于注射器芯的顶端。稍事压迫穿刺处，如无出血，可敷以小纱布，用胶布固定。将全部吸出物用刀片从注射器管壁刮下，集中于湿润的过滤纸片上，立即放入盛有固定液的小瓶中送检。

2. 钳取活检

钳取活检（clamp extraction examination）即用活检钳钳取部分瘤组织，进行病检。适用于体外可达到的部位，溃破或外突的肿瘤。如皮肤癌、口腔癌及乳头状或息肉状肿物等。钳取时应注意：肿瘤表面有坏死组织者，要避开坏死区或深取，钳取下的组织应确认为肿瘤实质。钳取前须作好止血措施，尤其对于易出血的部位。钳取组织后，须用棉球或纱条进行有效地压迫，直到凝血。明显易出血的肿瘤，如血管瘤不宜活检。钳取的组织不得挤压或使干燥，应立即放入固定液中。

3. 切取活检

切取活检（exsection biopsy）即切取部分肿瘤组织进行活检。适用于有正常组织覆盖的肿物。切取活检应注意：切除的组织应确属拟检查的肿物组织。在可能情况下，连带部分正常组织一并切除，便于镜下鉴别有无浸润性生长。搏动性肿物及口腔黏膜黑色素瘤禁忌切取活检。

4. 切除活检

切除活检（excision biopsy）即将肿物全部切除后进行病检。适用于小型肿物，兼有治疗意义。如为可切除的肿大淋巴结，应作完整切除，便于镜下观察其整个组织结构，此点对于恶性淋巴瘤诊断甚为重要。

（六）实验室检查

必要时，根据病情作血、粪、尿常规检查，也可做细菌涂片、培养和免疫学检查等。

（七）放射性同位素检查

因不同放射性同位素特异的趋向性和病变组织与正常组织间代谢的差别，因而不同组织在同位素的吸收和分布上均有所不同。给病员服用或注射同位素后，用扫描计数或放射线摄影等方法以测定放射性物质的分布情况，可协助作出疾病的诊断。

放射性同位素检查（radioactive isotope examination）目前可用于肿瘤，也可用于涎腺、骨组织疾病的诊断，以及作为科研示踪的一种手段。在临床上，多用半衰期较短和低能量的同位素，如疑为异位甲状腺时，可用浓集于甲状腺组织的同位素 131I、125I。近年来，有用 99mTc 作涎腺及颌骨肿瘤的闪烁扫描或用 67 Ga、169 Yb 扫描以鉴别口腔的良恶性病变。同位素 18F、85Sr、137Se、32P 等可用于骨组织病变的扫描。也有用于淋巴系统结合较好的 111In 作淋巴系统及淋巴结转移癌的扫描诊断。①

①华英圣. 同位素在临床应用 [M]. 哈尔滨：黑龙江科学技术出版社，1987.

（八）超声检查

超声（ultrasonic）在机体内传播时，由于各种组织的密度和特性不同可产生不同的回波图，可以确定病变的大小、深浅、囊性还是实性。因此可用于诊断口腔颌面部的深部脓肿、上颌窦的某些病变、翼腭窝肿瘤、面颈部肿瘤、涎腺疾患等。一般而言，B 型超声能确定肿瘤与血管在 1mm 以外的位置关系，因此对疾病的诊断和治疗都有一定意义。

（九）脑电图检查

脑电图（electroencephalogram）是借助电子放大器，将微小之脑部生物电流活动电位差扩大描于纸上的记录。口腔颌面部主要用于与颈动脉有关的某些疾病或肿瘤累及颈总动脉时，术前了解侧支循环建立情况及患侧脑供血情况，根据脑电图的波幅、频率及波形作为诊断和制定手术方案的依据。

三、口腔医学影像检查

（一）X 线平片检查

X 线平片检查（radiographic examination）是利用 X 线穿透人体不同密度的组织后所剩余的不均匀 X 线作用于胶片上使之感光不均匀，而形成影像。

1. 根尖片（apical radiograph）

（1）投照技术

① 患者体位

以直立姿势，坐于专用的摄影椅上，头部靠在头托上，矢状面与地面垂直。检查上颌后牙时，外耳道口上缘至鼻翼之连线（听鼻线）与地面平行。投照上颌前牙时，头稍低，使前牙的唇侧面与地面垂直。检查下颌后牙时，外耳道口上缘至口角之连线（听口线）与地面平行。投照下颌前牙时，头稍后仰，使前牙的唇侧面与地面垂直。

② 胶片放置及固定

检查前牙时，胶片竖放，边缘超出切缘 7 mm 左右；检查后牙时，胶片横放，其边缘要超出k面 10mm 左右。胶片放入口内应使投照面紧贴被检查牙。胶片放好后，嘱患者用手指或用持片夹固定。

③ X 线中心线位置

投照根尖片时，X 线中心线需通过被检查牙根的中部，其在体表的位置如下。

投照上颌牙时，以外耳道上缘至鼻尖连线为假想连线，X 线中心线通过部位分别为：投照上颌中切牙通过鼻尖；投照上颌单侧中切牙及侧切牙时，通过鼻尖与投照侧鼻翼之连线的中点；投照上颌单尖牙时，通过投照侧鼻翼；投照上颌前磨牙及第一磨牙时，通过投照侧自瞳孔向下的垂直线与外耳道上缘和鼻尖连线的交点，即颧骨前方；投照上颌第二和第三磨牙时，通过投照侧自外眦向下的垂线与外耳道口上缘和鼻尖连线的交点，即颧骨下缘。

投照下颌牙时，X线中心线均在沿下颌骨下缘上1cm的假想连线上，然后对准被检查牙的部位射入。

（2）正常X线影像

① 牙及牙周组织正常图像

牙由牙釉质、牙本质、牙骨质及牙髓构成。牙周组织包括牙周膜、牙槽骨和牙龈。

釉质：为人体中钙化程度最高的组织，X线片上影像密度亦最高，似帽状被覆在冠部牙本质表面。

牙本质：矿物质含量较釉质少，围绕牙髓构成牙齿主体，X线影像密度较釉质稍低。

牙骨质：覆盖在牙根表面牙本质上，很薄，在X线片上显示影像与牙本质不易区别。

牙髓腔：在X线片上显示为低密度影像。

牙槽骨：在X线片上显示的影像比牙密度稍低。

骨硬板：即固有牙槽骨，X线片显示为包绕牙根的、连续不断的高密度线条状影像。

牙周膜：X线片显示为包绕牙根的连续不断的低密度线条状影

像，厚度为 0.15–0.38mm。

② 上颌中切牙根尖片

常可见切牙孔、腭中缝、鼻腔及鼻中隔的影像；上颌磨牙位根尖片常可见上颌窦底部、颧骨、喙突、上颌结节及翼钩等结构；下颌切牙位根尖片上常可见颏棘、颏嵴、营养管等结构；下颌前磨牙位根尖片常可见颏孔；下颌磨牙位根尖片常可见下颌骨外斜线、下颌管及下颌骨下缘等结构。

2. 上颌前部咬合片（正中k片）

（1）投照技术

① 胶片

6cm × 8cm。患者张口，将胶片置于上、下颌牙之间，长轴与头矢状面平行，嘱患者于正中k位咬住胶片。

② 患者位置

患者坐于椅位上，头矢状面与地面垂直；鼻翼至外耳道口上缘连线与地面平行。

③ X 线中心线

向足侧倾斜 65°，对准头部矢状面，由鼻骨和鼻软骨交界处投照于胶片中心。

（2）正常 X 线影像

此位置可显示上颌前部的全貌。包括前牙及牙槽突、鼻中隔、腭中缝、鼻腔底、切牙孔等，用以观察上颌前部骨质变化。

3. 上颌后部咬合片（侧位k片）

（1）投照技术

①胶片

6cm × 8cm。患者张口，将胶片置于上、下颌牙之间，尽量向后放置，其长轴与头矢状面平行，嘱患者于正中k位咬住胶片。

②患者位置

同上颌前部咬合片。

③X线中心线

向足侧倾斜 60° ，水平角度与被检查侧前磨牙邻面平行，对准被检侧眶下孔的外侧射入。

（2）正常X线影像

此位置可显示被检查侧上颌骨后部的影像，包括第一前磨牙至第二磨牙、牙槽突和该侧上颌窦底部。

4. 下颌前部咬合片（颏部k片）

（1）投照技术

①胶片

6cm × 8cm。患者张口，将胶片置放于下颌牙咬合面上，尽量向后放置，长轴置于下颌中切牙之间，然后让患者轻轻咬住。

②患者位置

患者坐于椅位上，头后仰，头矢状面与地面垂直，使胶片与地面呈 55° 角。

③X 线中心线

以 0° 角对准头矢状面，从颏部投照。

（2）正常 X 线影像

此位置可显示下颌颏部影像，用以观察下颌颏部骨折及骨质变化。

5. 下颌横断咬合片（口底k片）

（1）投照技术

①胶片

大小与放置同下颌前部咬合片。

②患者位置

患者坐于椅位上，头的矢状面及鼻翼至外耳道口上缘连线均应与地面垂直。

③X 线中心线

对准头部矢状面，经两侧下颌第一磨牙连线中点垂直于胶片投照。

（2）正常 X 线影像

此位置可显示下颌体和牙弓的横断面影像，用以检查下颌骨体部骨质有无颊、舌侧膨隆及异物、阻生牙的定位等。如观察颌下腺导管结石，须以投照软组织条件曝光。

6. 上颌前部埋藏牙定位片

上颌前部埋藏牙常为多生牙，有时可为尖牙。上颌前部埋藏牙的定位，可明确该埋藏牙位于唇侧或腭侧，对于设计手术的切口进路甚为重要。

（1）投照技术

① 胶片

3cm×4cm 牙片。以埋藏牙附近牙列上的一个牙齿作为对照牙，将胶片的长轴置于标记牙腭侧长轴上，胶片下缘应在该牙切缘下约0.8cm。

② 患者位置

头部矢状面与地面垂直,外耳道口上缘至鼻翼连线与地面平行。

③ X 线中心线

向足侧倾斜 42°，对准标记牙的长轴投照。

摄定位片条件同上，只是 X 线球管水平角向标记牙的远中或近中倾斜20° 再拍第二张X线片; 此X线片上球管移动方向应注明，以便于读片。

（2）正常 X 线影像

读片时，应将两张 X 线片对比。由于球管的移动，每一点均有两个投影。移动幅度比较小的点距光源远，距胶片近；相反，移动幅度大的点距光源近，距胶片远。根据这个原理，如埋藏牙的移动度小于标记牙的移动度，则位于标记牙的腭侧，因埋藏牙距胶片近，而距光源远；如埋藏牙的移动度大于标记牙的移动度，则位于标记牙的唇侧，因其离光源近，而距胶片远。

7. 下颌骨侧位片

（1）投照技术

① 胶片

12.5cm × 17.5cm，暗盒横放于摄影架上，使暗盒与地面成65°~70° 角。

② 患者位置

坐于椅位上，转成侧位。被检查侧贴靠胶片，颏部尽量前伸，使下颌骨体长轴与暗盒长轴平行，紧贴暗盒，暗盒下缘与下颌骨体下缘相齐。

③ X 线中心线

以 0° 角对准对侧下颌角下方 1cm 处投照。

④ 距离

40cm。

（2）正常 X 线影像

在下颌骨侧位片上，下颌骨升支和下颌骨体的磨牙部分可清楚地显示。

8. 下颌骨后前位片

（1）投照技术

①胶片

12.5cm × 17.5cm，暗盒横放于摄影架上。

②患者位置

患者俯卧于摄影台上，两手按扶台面，保持身体平衡。也可取坐位投照（暗盒横放于摄影架上，与地面垂直），患者坐于摄影架前，头正中矢状面对准暗盒中心线，并与暗盒垂直。前额和鼻尖紧靠暗盒，上唇置于暗盒中心。

③ X 线中心线

对准上唇，与暗盒垂直。

④距离

俯卧位 100cm；坐位 60cm。

（2）正常 X 线影像

此位置可显示全部下颌骨的后前位，下颌颏部与颈椎重叠；喙突位于髁状突的内侧；上颌窦及鼻腔虽也能显示，但重叠较多。此外，可见清晰的上下颌间间隙。

9. 下颌骨升支切线位片

（1）投照技术

① 胶片

12.5cm × 17.5cm胶片的1/2。置于12.5cm × 17.5cm暗盒的一侧，胶片长轴置于台面中线上。

② 患者位置

患者俯卧于摄影台上，两手按扶台面，保持身体平衡，也可取坐位投照（暗盒横放于摄影架上，与地面垂直），患者坐于摄影架前，面向胶片。前额和鼻尖紧靠暗盒，使被检测的升支放于胶片中心，暗盒上缘包括髁状突，使头部矢状面向对侧倾斜且与暗盒成80° 角。

③ X 线中心线

对准被检测的下颌角，与暗盒垂直投照。

④ 距离

俯卧式 100cm；坐式 60cm。

（2）正常 X 线影像

此位置可显示一侧下颌骨升支后前切线位影像，喙突影像重叠于髁状突颈影像前方。升支外侧皮质显像呈直线，致密而整齐。多用于观察升支外侧骨皮质的膨出、增生或破坏。

10. 鼻颏位片（华特位片）

（1）投照技术

①胶片

12.5cm×17.5cm。横放摄影架上，与地面垂直。

②患者位置

患者坐于摄影架前，面向暗盒，头部矢状面与暗盒垂直。使颏部靠暗盒下缘，头后仰；外耳道口上缘至外眦的连线（听眦线）与胶片成37°角，以使颞骨岩部投射于上颌窦底的下方。鼻尖与上唇间的中点放于暗盒中心。坐位投照的影像完全相同，但窦内有积液时能发现液平面，故较卧位投照更有优越性。

③X线中心线

对准上唇与鼻尖间的中点，向暗盒垂直投照胶片中心。

④距离

100cm。

（2）正常X线影像

主要用来观察鼻旁窦、眼眶、颧骨和颧弓，亦可观察上颌骨。上颌骨的炎症及肿瘤、囊肿最常侵及的是上颌窦；肿瘤亦可侵及眼眶、筛窦甚至蝶窦、颧骨。在口腔颌面外科临床上是较常用的位置。

11. 颧骨后前位片（铁氏位片）

（1）投照技术

① 胶片

同华特位。

② 患者位置

外耳道口上缘至外眦的连线（听眦线）与胶片成 30° 角。

③ X 线中心线

与华特位相似，只是 X 线中心线向足侧倾斜 10°–15°。

（2）正常 X 线影像

此位置可显示面部各骨骼，如上颌骨、颧骨及下颌骨。由于 X 线中心线向足侧倾斜，故下颌骨的显示比华特位清楚。底片上喙突、颧弓、上颌骨外侧壁、颌间间隙及下颌骨联合部位影像均较清晰。但下颌骨影像有变形，髁状突缩短。

12. 颞下颌关节侧斜位片（许勒位片）

（1）投照技术

此位置常规是两侧开、闭口摄影，共 4 张同摄于 1 张胶片上，以便两侧对比读片。

① 胶片

12.5cm × 17.5cm。横放于换片器内。

② 患者位置

将固位架放于摄影台上，使固位架中线置于摄影台中线上。患者俯卧于摄影台上，头侧转，对侧前胸稍抬高；用对侧手支撑台面，患者较为舒适。将固位架台面之耳塞放进被检测外耳道口，再将固位台面上方的耳杆下端的耳塞放于对侧的外耳道口。此时头矢状面与暗盒平行，并使外耳道口上缘与眶下缘连线与固位台面之横线平行。

③ X 线中心线

向足侧倾斜 25°，对准对侧的外耳道口上方 5cm 投照。

④ 距离

75cm。

（2）正常 X 线影像

此位置显示颞下颌关节外侧 1/3 侧斜位影像。颞骨岩部投影在髁状突的下方。在颞下颌关节侧位片上关节局部影像甚为清晰，可以显示关节窝、关节结节、髁状突及关节间隙。常用于检查髁状突骨折、脱位、先天畸形、肿瘤以及颞下颌关节疾病等。

13. 颅底位片

（1）投照技术

① 胶片

20cm × 25cm。暗盒长轴置于暗盒架中线上。

② 患者位置

将固位架放于摄影台上，使固位架中线对准摄影台中线。患者仰卧于固位架的斜面上，头部矢状面对固位架中线，头部后仰。根据患者颈部长短不同，调节暗盒架使头顶与暗盒接触。外耳道口上缘与眶下缘连线与暗盒平行。暗盒上缘超出前额部，下缘超出枕外隆突。

③ X 线中心线

对准两侧下颌角连线中点，与暗盒垂直投照。

④ 距离

100cm。

（2）正常 X 线影像

在一张投照条件较好的颅底位 X 线片上，颅底各结构都可清楚地显示。临床上常用以检查颅底、上颌后部、颞下窝有无病变。

14. 颧弓切线位片

（1）投照技术

① 胶片

12.5cm × 17.5cm 的 1/2。置于 12.5cm × 17.5cm 暗盒的一端，胶片长轴平行于暗盒架长轴。

② 患者位置

使用颅底固位架，患者位置与颅底位相同。唯头部后仰，使外耳道口上缘与鼻翼连线与暗盒平行。头矢状面与暗盒垂直。颧弓位于胶片中心。

③ X 线中心线

对准颧弓中点，与暗盒垂直投照。

④ 距离

100cm。

（2）正常 X 线影像

在颧弓位片上，颧骨、颧弓呈弓形，显像于颞骨影像的外方。主要用于检查颧骨及颧弓骨折。

15.X 线头影测量摄影

（1）投照技术

头颅定位仪是进行 X 线头影测量必不可缺的设备。头颅定位仪的种类很多，但其结构的基本原理大致相同，经过近年来的改进，其结构日趋精密准确。

① 胶片

20cm × 25cm 或 25cm × 30cm。直放暗盒架上，与地面垂直。

② 患者位置

侧位：患者站立或坐于椅位上，调至外耳道口与耳塞相齐，然后将两耳塞放入外耳道口内。此时，头矢状面与暗盒平行。眶针尖端应指在眶下缘最低点，嘱患者轻轻咬在正中颌位。

正位：将头颅定位仪的下圆盘转动 90° 角，嘱患者站立或坐于椅上，面向暗盒，然后调至外耳道口与耳塞相齐，再将两侧耳塞放入外耳道口内。此时，头矢状面与暗盒垂直。使听眶线亦与暗盒垂直。

③ X 线中心线

对准外耳道口，垂直暗盒投照。

④ 距离

150cm。

（2）应用范围

X 线头影测量片常用于研究分析正常及错 畸形患者牙、颌、面形态结构，研究颅面生长发育及记录矫治前后牙、颌、面形态结构的变化。

（二）体层摄影检查

体层摄影检查（tomography）可观察被检查部位的任何一层平面的组织影像，使不需要的重叠组织影像完全除去或呈模糊状态，更能真实地显示其影像。但尚不能完全代替平片检查，因为它不能代替显示某器官或组织的全部形态。

1. 上颌骨侧位

（1）投照技术

① 胶片

12.5cm × 17.5cm。暗盒短轴对台面中线，并放入活动滤线器内固定。

② 患者位置

患者俯卧于摄影台上，头侧转，使被检查侧靠台面。近台侧臂下垂，另侧臂屈肘，手按扶台面，以支持体位。头矢状面与台面平行，眶下缘至外耳道口上缘连线与台面短轴平行。颧骨部置于暗盒中心。

③ X 线中心线

在 X 线球管处于正常垂直位时，对准颧骨部，X 线球管移动 50° 角。

④ 距离

100cm。

⑤ 体层域选择

常用体层相当于被检查侧上颌磨牙牙列层。该层距台面 4–5cm，体表位置在被检查侧鼻翼基底的外侧约 1cm。

（2）正常 X 线影像

上颌侧位体层常用于观察上颌骨和上颌窦病变，包括范围的大小、是否侵及翼腭窝或颞下窝等。在此体层片上，被检查侧的上颌窦略呈矩形，其前、后、上、下壁以及后方的翼腭管、翼板都能清晰地显示。

2. 下颌骨升支侧位

（1）投照技术

用体层摄影固位架将两侧升支同摄于一张胶片上，以便两侧对比读片。

① 胶片

12.5cm × 17.5cm，将暗盒短轴与摄影台长轴平行放在活动滤线器内固定，以铅板平行暗盒短轴，遮盖其 1/2，两侧轮流投照。

② 患者位置

将固位架放于摄影台上，其中线与摄影台中线重合。患者体位与上颌侧位体层片相同。将固位架台面的耳塞放进被检查侧的外耳道内；固位架台面上方耳杆下端的耳塞放于对侧的外耳道内。将被检查侧的下颌升支置于未遮盖的胶片中心。

③ X 线中心线

对准升支中心。

④ 距离

100cm。

⑤ 体层域选择

选用髁状突侧位的中间层，距台面约 2cm，体表位置在被检查侧的外眼角。

（2）正常 X 线影像

在此体层片上可以清楚地显示关节窝、髁状突、乙状切迹、喙突以及整个下颌升支，临床上多用以对比观察两侧髁状突、乙状切迹及升支的病变。

3. 颞下颌关节侧位

（1）投照技术

① 胶片

12.5cm × 17.5cm 的 1/2。置于 12.5cm × 17.5cm 暗盒的上半部或下半部。用体层摄影固定架，可以投照两侧颞下颌关节闭口侧位体层像于一张胶片上。暗盒的位置与遮盖同下颌升支侧位体层摄影片。

② 患者位置

固位架的放置与患者体位均与下颌升支侧位体层相同，唯被检查侧颞下颌关节须置于未遮盖的胶片中心。

③ X 线中心线

对准颞下颌关节中心。

④ 距离

100cm。

⑤ 体层域选择

同下颌升支侧位体层。

（2）正常 X 线影像

在此体层片上可以清楚地观察到关节窝、关节结节、关节间隙以及髁状突。临床上多用于颞下颌关节疾病的检查。

4. 上颌后前位

（1）投照技术

① 胶片

12.5cm×17.5cm。暗盒短轴中线对台面中线，并放入活动的滤线器内固定。

② 患者位置

患者俯卧摄影台上，两臂屈肘，手按扶台面以保持身体平衡。头的矢状面对台面中线并与台面垂直；以前额与鼻部接触台面，使眶下缘至外耳道口上缘连线与台面垂直。上颌前牙切缘在暗盒下缘上 1cm。

③ X 线中心线

在 X 线球管处于正常垂直位时，对准鼻骨与鼻软骨交界处，X 线球管移动 50° 角。

④距离

100cm。

⑤体层域选择

上颌后前位体层域须根据临床需要来选择。临床上常用的有以下数层：上颌第一磨牙层、上颌第三磨牙层、翼板层。

（2）正常X线影像

上颌后前位体层片主要用以观察上颌病变与上颌窦、筛窦、眶底、鼻腔以及颅底的关系。上颌第一磨牙体层片可显示前颅窝底部、筛窦蜂窝、眼眶、眶下裂、鼻腔、中隔及上下鼻甲、上颌窦中部、颧骨、上磨牙及牙槽突等。上颌第三磨牙体层片主要显示上颌窦后部、后组筛窦、眶上下裂、鼻腔、中隔、鼻甲及喙突等。翼板层体层片则主要观察翼板、蝶窦、中颅窝底部、蝶骨大翼及鼻腔后部。

体层摄影对上颌窦病变性质的决定，上颌肿瘤范围的了解，以及颞下颌关节疾病等的诊断均有其优越性，尤其在决定上颌肿瘤范围是否适应手术，确定手术方法和判定预后都是有帮助的。

5. 曲面体层摄影

曲面体层摄影能使具有一定弧度的口腔颌部组织，在一张X线片上同时显示出来。这种摄影所获得的X线影像在临床诊断上具有很多优点：它不仅一次曝光即可将全口牙的体层影像显示在一张照片上，而且可将上下颌骨、上颌窦、颞下颌关节等部位及全牙列显示出来，以便于对口腔颌面部肿瘤、损伤、炎症、畸形及牙齿疾患等病变部位、范围及其与周围组织的关系进行综合分析。

（三）X线造影检查

1. 静脉畸形造影术

因为静脉血流缓慢，没有粗大的供血血管，故以采取静脉畸形内注入造影剂为宜。可对静脉畸形范围、血运供给及回流情况有较全面的了解，从而对治疗方式的选择方面具有较重要的指导意义。

（1）术前准备

向患者说明造影的过程，以及造影剂注入后的感觉，消除顾虑，以利配合。注意患者有无肝、肾功能异常及严重系统性疾病。术前应询问有无碘过敏史并做碘过敏试验。术前半小时肌肉注射苯巴比妥钠 0.1g 或安定 10mg。

（2）造影技术

患者采取头低位或卧位，使静脉畸形膨胀。

穿刺点可选血管的远心部位，最好同时压迫回流区静脉。较大的静脉畸形可采取两点同时注入。

当穿刺有回血时，在 2–3s 内将造影剂注入，如注入速度过慢，造影剂易被血流冲淡或随血流失而得不到满意的影像。两点注入时速度宜稍减慢，以减少反应。

造影剂浓度及用药量根据静脉畸形大小决定。

一般均需拍摄正、侧位片，胶片应足够大，以便包括全部静脉畸形并有利于观察血液回流情况。

2. 窦腔、窦道、瘘管造影术

临床上多用于上颌窦肿瘤、腮裂瘘、甲状舌管瘘等疾病以及炎症、手术或损伤引起的窦道或瘘管；用以诊断窦腔内的占位性病变、瘘管的走行方向等，协助诊断和治疗。

术前准备与一般造影相同。

上颌窦造影系通过下鼻道穿刺进行，瘘管或窦道可直接从瘘管口注入造影剂。一般采用40%碘化油，亦可采用水剂。

窦腔、窦道、上颌窦造影一般反应不大，其X线片影像因不同病种而异，可结合临床情况进行诊断。

3. 鼻咽腔造影术

鼻咽腔造影术在口腔颌面部最常用于检查腭裂术后的腭咽闭合情况。

钡剂以钡粉、阿拉伯胶和水按1∶1∶2的比例调匀制成。

用钡剂做鼻咽部造影，在摄片前可先让患者将鼻咽腔内的分泌物排净，然后用注射器将稀而黏的钡剂一滴一滴地滴入患侧鼻孔。边滴边嘱患者作吸气动作，帮助钡剂向鼻咽部流入并使流成一条直线。当患者感觉舌背上有钡剂时，表示钡剂已流过鼻咽部到达口咽，可停止滴入。分别于静止位和患者发“依”音时拍摄鼻咽腔造影侧位片。有条件者可进行鼻咽腔造影动态 X 线录像观察。注意钡剂滴入不可过多，最好不超过 3mL。

4. 涎腺造影术

涎腺造影是将 X 线不能透过的物质（造影剂）自腺体导管注入，经 X 线照片显示造影剂的分布情况。主要用于腮腺与颌下腺。舌下腺一般不做造影检查。

通过涎腺导管注入造影剂后，观察导管的位置、形态及走行，有无扩张或狭窄，充盈是否均匀，管壁是否光滑，有无移位，腺体增大或萎缩，有无充盈缺损区，由此可确定病变的存在与否及病变的性质和程度，以获得诊断的依据。

（1）适应证

涎腺慢性炎症、肿瘤；涎腺腺体瘘或导管瘘；涎腺周围组织病变累及腺体与导管。

（2）禁忌证

急性炎症期，因为不但给患者增加痛苦，而且容易引起感染扩散。

已明确导管有结石存在，以免造影将结石往导管后方推移。

已确诊为恶性肿瘤病变。

（3）造影剂的选择

40% 碘化油，碘油充盈好，显影浓密，操作简便，但排空慢，患者痛苦较大。主要适用于涎腺肿瘤和慢性炎症导管扩张者。

60% 泛影葡胺，为碘的水溶剂。其黏滞度小，注射容易，排空快，患者痛苦较轻，但显影的浓密度不如碘油好。适用于口干综合征、导管狭窄及唾液分泌功能低下者。

（4）术前准备

个别病例对碘有过敏现象，引起不同程度的反应，轻者可发生恶心、呕吐、荨麻疹等症状；重者可致死。这些反应一般在注射后即刻出现，因此，在应用碘剂造影时，应询问有无碘过敏史，对从未使用过碘剂的患者，必须先做碘过敏试验。

造影前应先摄颌骨侧位片，观察有无结石或其他密度高的物质，以免与造影剂影像混淆；然后将腺体内分泌物挤出，以便造影剂充盈。

（5）造影方法

消毒导管口周围黏膜。

觅准导管开口，先用探针插入导管口使其稍加扩张，然后将钝头冲洗针插入涎腺导管 2–3cm 深。针头的粗细要适宜，太粗不易插入，太细推注困难。操作应轻柔。注意切勿穿通导管壁，以免将造影剂注入组织内。

如用水溶剂（如 60% 泛影葡胺）进行造影，可采用细的塑料管插入涎腺导管，另一端连接注射器，缓慢推入造影剂，至腺体微丰满，病人感到腺体发胀或有烧灼痛时即摄下颌骨后前位和侧位片。

腮腺造影一般需注入造影剂 2mL，颌下腺注入量较腮腺略少，一般约 1mL。

注入造影剂后，用纱卷压住导管口，拔出针头，用棉球把溢到口内的少量造影剂擦净，以免与造影影像重叠。

如需观察涎腺分泌功能，可拍摄排空片，即在造影片拍摄后，口含 2.5% 柠檬酸溶液 1–2min，以刺激涎腺分泌，漱口后拍片，以观察涎腺分泌功能。

造影后 2–4d 内如局部不适肿胀，可多食酸性食物、按摩，按敷以助造影液排出。

5. 颞下颌关节造影术

颞下颌关节平片只能显示关节窝、髁状突的形态及骨质变化以及关节间隙的宽窄及髁状突的运动度，关节盘及其附着的变化在平片上除严重病例可显示一些间接现象外，其他病变都不能显示；而颞下颌关节造影可根据造影剂的分布情况能较好地显示关节盘及其附着的变化，对病变情况的进一步了解有所帮助。

（1）适应证

髁状突骨面在颞下颌关节侧位片上有破损或不平整现象。

颞下颌关节听诊或触诊时，在开闭口过程中有连续摩擦音。

在颞下颌关节侧位 X 线片上，有一侧关节间隙明显狭窄或明显增宽。

有下列弹响情况者也是造影的适应症：颞下颌关节在开闭口、侧方、前伸运动中有恒定的多声弹响。颞下颌关节在开闭口运动中期有恒定的单声弹响。开口末有弹响，长期封闭疗法无效。

（2）造影技术

造影前要询问有无碘过敏史。髁状突后区疏松结缔组织内神经丰富，故造影前应在该处注射麻醉剂，使造影时完全无痛。注射方法是请患者半张口；皮肤消毒后，将含 1/10 万肾上腺素的 2% 利多卡因约 1mL 注入髁状突后疏松组织内；注射后可进行造影。造影剂可用 20% 碘吡啦啥（Iodopyracete）或 20% 泛影葡胺。

因关节下腔容量较小，吸收较快，故一般先进行下腔造影。请患者半张口，将针在耳屏前髁状突后刺入，向前内直接刺达髁状突后颈部，回抽无血即可注入造影剂 0.8mL，立即拍摄本侧颞下颌关节侧位张、闭口片。15min 后再行上腔造影。让患者大张口，穿刺点同下腔造影，针尖向前、上、内直达关节窝；这时能感觉触及关节窝面软骨或其后上纤维组织；再稍微后退回抽无血即注入造影剂 1.2mL；注射后立即拍摄本侧颞下颌关节侧位张、闭口片。

（四）CT、3DCT、MRI 和 PET 检查

1. CT 检查

CT（电子计算机 X 线体层摄影）与传统的 X 线摄影不同，它不是将影像投照在胶片上，而是用 X 线对检查部位进行扫描。从而大大提高了 X 线对人体密度的分辨率，可以分辨不同组织间 0.1% 的密度差别。人体的病理改变必然伴有密度和形态的改变，CT 摄影可分辨组织密度的差异。其优点是：分辨率高，定位准确，图像清晰，获得的是横断面图像，避免了重叠，对病人无痛苦。目前较普遍地用于口腔颌面部肿瘤、炎症、外伤、涎腺及颞下颌关节病的检查和诊断。

口腔颌面部 CT 扫描的方式采用常规的横断面和冠状面两种。①横断面扫描：为最基本的扫描方法。患者取仰卧位，以听眦线为基准线，以平行此线从眼眶到颌下区作不同层面扫描，一般进行 6–8 个层面，层厚 3–10mm。②冠状面扫描：患者仍取仰卧位，但需要特殊头托及调节架使扫描平面与听眦线垂直，由耳屏前至鼻翼共扫 8–9 层，层厚 5–10mm。

2. 3DCT 检查

颅颌面复杂的三维结构使得对其定性的描述和定量的测量都相当困难，常用的方法如牙颌模型、照片、X 线头颅定位片以及

二维的横断 CT 扫描都不能满意地记录和评价这一空间的复杂性。1983 年 Marsh 和 Vannier 首先将 3DCT（three-dimensional computer tomography，简称三维 CT）用于颅颌面疾病的诊治，开辟了一个崭新的领域。

三维 CT 重建系统的环境通常包括双 32 位微处理器，高分辨率彩色监视器，大容量硬盘和电子控制台。提取技术是将常规横断 CT 的系列扫描数据转换成模拟三维图像的技术，是决定三维图像质量的关键。目前的方法大致可分成两类：表面提取和容积提取。采用以上任一技术实现三维重建都要通过以下 3 个步骤完成：整体形成、体素分类、图像投影。

三维 CT 重建系统能将图像作任意角度的旋转，可产生镜面对称图像；通过密度测量可确定组织类型；对距离、角度、表面积和体积可作精确测量；通过任意切割可单独显示骨和关节的表面、观察深层结构、分离不同密度的组织；与数控机床连接，可制作实体模型。这些优势对颅颌面疾病的诊断和治疗都有独特的价值。

（1）颅颌面诊断的应用

① 先天性或发育性畸形

三维 CT 重建图像可全面了解颅颌面解剖结构，故对颅颌面各种畸形都能明确诊断，对细节的描述更有独特的优点。

②颅颌骨创伤

三维 CT 对扫描平面上的线性骨折和严重的粉碎性骨折具有特别的诊断价值。三维 CT 有助于了解骨折段的旋转、移位及与邻近结构的关系，更适宜于对轻微的骨折段旋转的诊断。三维 CT 的高度敏感性使其在检测轻度钙化如骨痂早期形成中具有独特的优势。

③颅颌面肿瘤

三维 CT 在颅颌面肿瘤的诊断中应用潜力很大。三维图像可辅助了解肿瘤的体积，有助于截骨术和骨移植手术的设计。头颈部肿瘤可通过三维图像来评价，源于骨组织的肿瘤其三维重建可获得肿瘤体积、位置、骨损害和侵蚀程度等各方面的信息，源于软组织的肿瘤可以了解肿瘤组织与周围重要骨结构如颅底神经孔的关系。另外对鼻旁窦、咽旁间隙的诊断也甚为有利。必须指出，由于去除了平均容积、密度变化，所以三维 CT 用于残余肿瘤和复发肿瘤的诊断不合适。另外目前的重建技术无法从软组织中鉴别神经、血管组织，因此，很难了解创伤、肿瘤与这些组织的空间关系。

④颞颌关节的病变

三维 CT 重建的图像能全面了解颅颌面解剖结构，故对颅颌面各种畸形都能明确诊断。对 TMJ 的三维重建有助于了解关节强直的严重性、骨破坏和畸形的情况以利植骨或修复手术等。计算机辅助的关节断离更有助于对髁状突和下颌骨整体进行评价。

⑤三维 CT 在软组织病变诊治中的作用

根据三维 CT 成像的基本条件，通过涎腺导管注入造影剂，经螺旋 CT 扫描、三维 CT 成像，立体地显示了腺体的形态或不易发现的病变，为诊断和治疗创造了有利的条件。三维成像弥补了血管瘤、脉管畸形造影二维图像的不足。可显示血管瘤、脉管畸形的部位、大小、血供情况及与其周围组织的关系，为手术治疗提供可靠资料，减少术中出血，提高治疗效果。

⑥其他

三维 CT 还应用于对含迷路种植体的离体颞骨进行三维成像，对咽气道、下颌骨和舌骨的三维重构及容积测量以评价阻塞性睡眠呼吸暂停综合征的手术治疗。此外，三维 CT 在法医学上也有应用价值。

（2）颅颌面外科手术的应用

三维 CT 可用于颅颌面外科手术设计、手术模拟，为治疗前后的比较、长期随访提供一种可靠的方法。

（3）放射治疗中的应用

三维图像将放疗重叠和模拟一步完成，能方便地控制治疗光束的大小并反馈产生的反应，帮助放疗医师有效地在短时间内决定治疗方案。

（4）颌面部矫形、正畸中的应用

颌骨及牙体三维图像对确定手术径路、矫形前设计、畸形牙拔除途径或牵引方向以及评估操作的难易度均有重要的临床应用价值。

三维 CT 是一门新兴的形象学技术，它在颅颌面相关学科中的应用价值已得到了公认。但无论在技术还是应用上都存在不足，有待进一步的改进和开发。三维重建技术及各类软件兼容性的提高必将为三维 CT 重建的应用开辟广阔的天地。

3. MRI 检查

MRI（磁共振成像 magnetic resonance image）获得成像信息的物理原理与 X 线及 CT 完全不同，它是利用原子核在磁场中并受到一种特定的射频脉冲激发时所发射出的无线电信号而成像的。MRI 能分辨人体中脂肪、肌肉、肌腱、血管、神经、骨骼等组织，在外科诊断技术中具有独特的意义。

在进行口腔颌面部检查时，一般进行头横断面、冠状面及矢状面检查，可根据需要进行不同层数的连续扫描；必要时也可进行斜位扫描，以便从不同角度观察病变范围。目前主要用于累及范围较广的肿瘤或颞下颌关节紊乱病的检查。

4. PET/CT 检查

PET 即正电子发射型计算机断层（positron emission tomography，

PET）是目前唯一用解剖形态学方式进行功能、代谢和受体显像并提供分子水平信息的一项前沿医学显像诊断技术。

PET 显像是利用回旋加速器（cyclotron）加速带电粒子轰击靶核，产生如 18F、11C、13 N 及 15 O 等带正电子的放射性核素。利用正电子核素 18F、11C、13 N 及 15 O 等（它们多是人体组成的基本元素）及其标记的具有携带生物信息的人体生物活性物质如糖、氨基酸、脂肪、核酸、配基或抗体等作为示踪剂引入机体。正电子核素在衰变过程中发射带正电荷的电子，正电子在机体组织中运行很短距离（2–3mm）后，即与体内的负电子结合，发生湮没辐射，产生一对能量相同（511keV）但方向相反的 γ 光子，PET 探测到这一对光子，得到人体内不同脏器的核素分布信息，通过计算机进行图像重建处理，得到人体内示踪剂的分布图像，从而反应机体组织功能、代谢信息。

PET 显像是一种功能、代谢显像，它能较早期揭示生物机体的异常功能、代谢变化，甚至可在机体出现临床症状、体征或病变解剖形态发生改变之前发现病灶，从而有助于颌面部疾病（尤其是恶性肿瘤病变）的早期诊断、早期治疗及疾病的发生、发展和转归的及时判断。

PET/CT 一次成像可获得 PET 的功能代谢图像、CT 的解剖图像及 PET 与 CT 的融合图像。PET 与 CT 双方信息的互补能够明显提高肿瘤诊断和分期的准确性，特别是提高对小病灶的诊断能力；可有效地降低单纯CT或PET或CT和PET异机融合影像的假阳性和假阴性。CT为PET图像提供了一种快速而精确的衰减校正方法，大大降低了检查时间。全身显像时间由原PET的约50min减少到PET－CT的约20min。PET/CT可准确勾画生物靶区，协助生物调强计划的有效制定，实施和优化放疗计划。[①]

在接受PET/CT检查过程中，受检人（包括健康体检者）除需接受静脉注射显像剂或偶尔需要导尿外，并无其他任何痛苦。所需注射的检查药物中仅含极少量的放射性（正电子核素），但这种放射性是极其微量的，而且衰变极快，通常这些药物在几十分钟到几小时内就完全从体内清除，对人体不构成伤害。

（五）选择性颈动脉造影和数字减影检查

血管造影是将高浓度的碘造影剂注入血液循环，行X线摄影以显示血管走行及病变。

1. 选择性颈动脉造影

选择性颈动脉造影是用带针芯的穿刺针经皮刺入血管后，拔除针芯，插入导引钢丝至一定深度，然后拔除穿刺针管。根据不同血

①姚旭峰，李占峰. 医用CT技术及设备[M]. 上海：复旦大学出版社，2018.

管的解剖特点选用前端有不同弯曲度的导管，将其沿导丝插入血管，再拔出导丝，然后在透视监视下将导管插入所要显影的颈动脉系统。

（1）临床疾病诊断

确定血管阻塞、栓塞、狭窄及动脉瘤、血管瘤、动静脉畸形等血管疾病。根据造影剂从血管外溢、在血管外异常集聚等征象，以确定体内脏器出血或判定出血部位。根据血管受压推移、扭曲、不规则扩张、异常血管增多、“肿瘤染色”或“无血管区”等征象，确定肿瘤、脓肿、囊肿等占位性病变。了解局部血管走行、交通等。

（2）局部并发症

穿刺处出血或血肿形成。动脉痉挛、动脉内膜损伤、血栓形成或栓塞。导丝等器械穿破血管。导管或导丝在血管内折断。假性动脉瘤、动静脉瘘形成等。

（3）全身性并发症

除造影剂引起过敏反应外，常见的有血管迷走神经性低血压、心律失常，以及因无菌操作不严引起全身感染和败血症等，甚至因严重并发症引起死亡。

2. 数字减影血管造影

选择性颈动脉造影术虽然大大改善了血管造影的质量，但由于需进行血管插（导）管，仍不够简便，且为损伤性。其次，成像血管与周围的肌肉、骨骼、脏器等组织相互重叠，使血管图像受到干扰，影响其清晰度。20 世纪 70 年代以前采用的一般性减影血管造影术是在造影以前先摄取同一部位的平片，在插入血管导管，快速高压注入造影剂，行连续快速摄片，然后将有造影剂的 X 线片和无造影剂的 X 线片上的影像相合，自前一 X 线片中消去后一 X 线片中与血管图像无关的其他影像，使血管图像清晰显示。

20 世纪 70 年代后期，产生了数字式减影血管造影技术。其基本原理虽然也是用有造影剂和无造影剂 X 线片的减影，但它不是直接记录图像，而是用电子扫描将图像以数字储存起来进行处理。整个系统包括有特殊性的（可把 X 线影像亮度增强数千倍以上）影像增强器、大动态范围的电视视频摄像机、信号放大器、模数转换器、计算机储存器等，并以图像显示屏和多幅照相机，显示、记录血管造影图像。

由于此法血管内只需密度差超过 1%，即微量的造影剂便可显影，故只要从肘部静脉注入普通血管造影 40%–60% 的造影剂量，即可显示任何部位的血管，具有简便、安全，便于广泛应用于多种血管疾病检查等优点。由于数字式减影成像速度快，每秒钟获取图像可达 30 帧，所以能看到实时性血管的动态图像，提高了诊断的价值和准确性。

（六）颞下颌关节内窥镜检查

1. 适应证

颞下颌关节囊内疾病包括关节盘移位、关节盘穿孔、关节内粘连、滑膜炎、关节半脱位、关节脱位、外伤、骨关节病以及关节炎等。

2. 术前准备

拍摄关节侧位片、关节造影、CT 或 MRI，了解关节囊内病变情况，关节腔大小，以及髁状突动度，判断是否适应于进行关节内窥镜检查。准备好关节镜、关节囊穿刺的外套管，以及与之相配套的锐性和钝性内芯针或穿刺针、关节手术器械、冷光源、光导纤维、监视器、录像及照像设备。

3. 麻醉与体位

耳前区局部浸润或阻滞麻醉。对年老体弱、手术不易配合或需行双侧关节内窥镜术者可经鼻腔插管全身麻醉。仰卧位，头偏健侧。

4. 手术步骤和方法

① 定点

耳屏前 1cm，耳屏中点至外眦连线上为第一穿刺点，耳屏前 2cm，耳屏中点至外眦连线下 0.5cm 为第二穿刺点。

② 扩张关节腔

选用 5 号针头，套上装有 2% 利多卡因或生理盐水 2–3mL 的注射器，经第一穿刺点刺入皮肤后，向前上 30° 进针，针尖抵达关节结节后斜面，推注液体 2mL，扩张关节上腔。关节下腔穿刺时，针尖进入皮肤后向前下 30° 进针，针尖抵达髁状突后斜面。关节腔注射时，患者均小张口，达关节腔后推注生理盐水或局麻药物，并检查推入关节腔的液体是否能回吸。在第一穿刺点前 0.5cm，耳屏中点至外眦下 0.2cm 处，用灌洗针沿皮肤表面垂直穿入关节腔，连接生理盐水注射器或输液瓶，推入液体保持关节腔扩张状态，抽出局麻针头。

③ 插入关节镜

在第一穿刺点用 11 号刀片纵形切开 2mm 切口，将配有锐性内芯针的外套管经切口插入关节腔，拔除内芯针后可见关节腔内的液体从外套管流出，插入 0° 或 30° 关节镜，观察关节腔内情况。病理改变包括滑膜炎、关节内粘连、关节盘移位、关节盘穿孔、关节软骨破坏、关节囊松弛、关节囊内出血、关节鼠等。

④ 后续

发现关节内病变后，在第二穿刺点处，用 11 号刀片作 2mm 长的纵形切口，装上三角器械；或与第一穿刺点成 30° 角，用配有锐性内芯针的外套管插入关节腔，抽出内芯针，插入关节手术器械，进行关节内纤维粘连剥离、关节滑膜或软骨病变钳取活检、关节盘复位、关节刨削、硬化治疗、关节镜缝合术等治疗。

第二章　口腔常见症状

发生在牙—颌—口腔系统中的疾病有数百种之多，但它们有很多相似的症状和（或）临床表现。临床医师须从一些常见的主诉症状出发，进一步采集病史和作全面的口腔检查多数病例可以做出明确的诊断。但也有一些病例需采取其他辅助检查手段，如化验、影像学（X 线片、CT、B 超等）、涂片、活体组织检查、脱落细胞学检查、微生物培养等特殊检查，以及全身系统性检查等，然后进行综合分析和鉴别诊断，最后取得明确的诊断。有的病例还需在治疗过程中才能确诊，如药物治疗性诊断、手术过程中探查及手术后标本的特殊检查等。总之，正确的诊断有赖于周密的病史采集、局部和全身的检查及全面的分析，然后根据循证医学的原则制订出正确的、符合患者意愿的治疗计划，这些是决定疗效的重要前提。本章主要介绍口腔常见症状，分为牙齿相关症状、口臭症状、面部症状三节。

第一节　牙齿相关症状

一、牙痛

牙痛是口腔科临床上最常见的症状，常是患者就医的主要原因。可由牙齿本身的疾病，牙周组织及颌骨的某些疾病，甚至神经疾患和某些全身疾病所引起。对以牙痛为主诉的患者，必须先仔细询问病史，如疼痛起始时间及可能的原因，病程长短及变化情况，既往治疗史及疗效等。必要时还应询问工作性质、饮食习惯、有无不良习惯（如夜磨牙和咬硬物等）、全身健康状况及家族史等。关于牙痛本身，应询问牙痛的部位、性质、程度和发作时间。疼痛是尖锐剧烈的还是钝痛、酸痛；是自发痛还是激发痛、咬合时痛；自发痛是阵发的或是持续不断；有无夜间痛；疼痛部位是局限的或放散的，能否明确指出痛牙等。根据症状可得出一至数种初步印象，便于作进一步检查。应记住，疼痛是一种主观症状，由于不同个体对疼痛的敏感性和耐受性有所不同，而且有些其他部位的疾病也可表现为牵扯性牙痛。因此，对患者的主观症状应与客观检查所见、全身情况及实验室和放射学检查等结果结合起来分析，以做出正确的诊断。

（一）引起牙痛的原因

1. 牙齿本身的疾病

如深龋，牙髓充血，各型急性牙髓炎、慢性牙髓炎，逆行性牙髓炎，由龋齿、外伤、化学药品等引起的急性根尖周炎、牙槽脓肿，微裂，牙根折裂，髓石，牙本质过敏，流电作用等。

2. 牙周组织的疾病

如牙周脓肿、急性龈乳头炎、冠周炎、坏死性溃疡性龈炎、干槽症等。

3. 牙齿附近组织的疾病所引起的牵扯痛

急性化脓性上颌窦炎和急性化脓性颌骨骨髓炎时，由于神经末梢受到炎症的侵犯，使该神经所支配的牙齿发生牵扯性痛。颌骨内或上颌窦内的肿物、埋伏牙等可压迫附近的牙根发生吸收，如有继发感染，可出现牙髓炎导致疼痛。急性化脓性中耳炎、咀嚼肌群的痉挛等均可出现牵扯性牙痛。

4. 神经系统疾病

如三叉神经痛患者常以牙痛为主诉。题下窝肿物在早期可出现三叉神经第三支分布区的疼痛，翼腭窝肿物的早期由于压迫蝶腭神经节、可出现三叉神经第二支分布区的疼痛。

5. 全身疾患

有些全身疾患，如流感、癔症、神经衰弱，月经期和绝经期等可诉有牙痛。高空飞行时，牙髓内压力增高，可引起航空性牙痛。有的心绞痛患者可反射性地引起牙痛。

（二）诊断步骤

1. 问清病史及症状特点

（1）尖锐自发痛

最常见的为急性牙髓炎（浆液性、化脓性、坏疽性）、急性根尖周炎（浆液性、化脓性）。其他，如急性牙周脓肿、髓石、冠周炎、急性龈乳头炎、三叉神经痛、急性上颌窦炎等。

（2）自发钝痛

慢性龈乳头炎，创伤性等。在机体抵抗力降低时，如疲劳、感冒、月经期等，可有轻度自发钝痛、胀痛。坏死性龈炎时牙齿可有撑离感和咬合痛。

（3）激发痛

牙本质过敏和Ⅱ°－Ⅲ°龋齿或楔状缺损等，牙髓尚未受侵犯或仅有牙髓充血时，无自发痛，仅在敏感处或病损处遇到物理、化学刺激时才发生疼痛，刺激除去后疼痛即消失。慢性牙髓炎一般无自发痛而主要表现为激发痛，但当刺激除去后疼痛仍持续一至数分钟。咬合创伤引起牙髓充血时也可有对冷热刺激敏感。

（4）咬合痛

微裂和牙根裂时，常表现为某一牙尖受力而产生水平分力时引起尖锐的疼痛。牙外伤、急性根尖周炎、急性牙周脓肿等均有明显的咬合痛和叩痛、牙齿挺出感。口腔内不同金属修复体之间产生的流电作用也可使患牙在轻咬时疼痛，或与金属器械相接触时发生短暂的电击样刺痛。

以上疼痛除急性牙髓炎患者常不能自行明确定位外，一般都能明确指出痛牙。急性牙髓炎的疼痛常沿三叉神经向同侧对颌或同颌其他牙齿放散，但不会越过中线放散到对侧牙。

2. 进一步检查以确定患牙

（1）牙体疾病

最常见为龋齿。应注意邻面龋、潜在龋、隐蔽部位的龋齿、充填物下方的继发龋等。此外，如微裂、牙根纵裂、畸形中央尖、楔状缺损、重度磨损、未垫底的深龋充填体、外伤露髓牙、牙冠变色或陈旧的牙冠折断等，均可为病源牙。

叩诊对识别患牙有一定帮助。急性根尖周炎和急性牙周脓肿时有明显叩痛、患牙松动。慢性牙髓炎、急性全部性牙髓炎和慢性根尖周炎、边缘性牙周膜炎、创伤性根周膜炎等，均可有轻至中度叩痛。在有多个可疑病源牙存在时，叩诊反应常能有助于确定患牙。

（2）牙周及附近组织疾病

急性龈乳头炎时可见牙间乳头红肿、触痛，多有食物嵌塞、异物刺激等局部因素。冠周炎多见于下颌第三磨牙阻生，远中及颊舌侧龈瓣红肿，可溢脓。牙周脓肿和逆行性牙髓炎时可探到深牙周袋、后者袋深接近根尖，牙齿大多松动。干槽症可见拔牙窝内有污秽坏死物，骨面暴露，腐臭，触之疼痛。反复急性发作的慢性根尖周炎可在牙龈或面部发现窦道。

急性牙槽脓肿、牙周脓肿、冠周炎等，炎症范围扩大时，牙龈及龈颊沟处肿胀变平，可有波动。面部可出现副性水肿，局部淋巴结肿大，压痛。若治疗不及时，可发展为蜂窝织炎、颌骨骨髓炎等。上颌窦炎引起的牙痛，常伴有前壁的压痛和脓性鼻涕、头痛等。上颌窦肿瘤局部多有膨隆，可有血性鼻涕、多个牙齿松动等。

3. 辅助检查

（1）牙髓活力测验

根据对冷、热温度的反应，以及刺激除去后疼痛持续的时间，可以帮助诊断和确定患牙。也可用电流强度测试来判断牙髓的活力和反应性。

（2）X线检查

可帮助发现隐蔽部位的龋齿。髓石在没有揭开髓室顶之前，只能凭X线片发现。慢性根尖周炎可见根尖周围有不同类型和大小的透射区。颌骨内或上颌窦内肿物、埋伏牙、牙根裂等也需靠 X 线检查来确诊。

二、牙龈出血

牙龈出血是口腔中常见的症状，出血部位可以是全口牙龈或局限于部分牙齿。多数患者是在牙龈受到机械刺激（如刷牙、剔牙、食物嵌塞、进食硬物、吮吸等）时流血，一般能自行停止；另有一些情况，在无刺激时即自动流血，出血量多，且无自限性。

（一）牙龈的慢性炎症和炎症性增生

这是牙龈出血的最常见原因，如慢性龈缘炎、牙周炎、牙间乳头炎和牙龈增生等。牙龈缘及龈乳头红肿、松软，甚至增生。一般在受局部机械刺激时引起出血，量不多，能自行停止。将局部刺激物（如牙石、牙垢、嵌塞的食物、不良修复体等）除去后，炎症很快消退，出血亦即停止。

（二）妊娠期龈炎和妊娠瘤

常开始于妊娠的第 3–4 个月。牙龈红肿、松软、极易出血。分娩后，妊娠期龈炎多能消退到妊娠前水平，而妊娠瘤常需手术切除。有的人在慢性牙龈炎的基础上，于月经前或月经期可有牙龈出血，可能与牙龈毛细血管受性激素影响而扩张、脆性改变等有关。长期口服激素性避孕药者，也容易有牙龈出血和慢性炎症。

（三）坏死性溃疡性牙龈炎

为梭形杆菌、口腔螺旋体和中间普氏菌等的混合感染。主要特征为牙间乳头顶端的坏死性溃疡，腐臭，牙龈流血和疼痛，夜间睡眠时亦可有牙龈流血，就诊时亦可见牙间隙处或口角处有少量血迹。本病的发生常与口腔卫生不良、精神紧张或过度疲劳、吸烟等因素有关。

（四）血液病

在遇到牙龈有广泛的自动出血，量多或不易止住时，应考虑有无全身因素，并及时作血液学检查和到内科诊治。较常见引起牙龈和口腔黏膜出血的血液病，如急性白血病、血友病、血小板减少性紫癜、再生障碍性贫血、粒细胞减少症等。

（五）肿瘤

有些生长在牙龈上的肿瘤，如血管瘤、血管瘤型牙龈瘤、早期牙龈癌等也较易出血。其他较少见的，如发生在牙龈上的网织细胞肉瘤，早期常以牙龈出血为主，临床上很容易误诊为牙龈炎。有些转移瘤，如绒毛膜上皮癌等，也可引起牙龈大出血。

（六）某些全身疾病

如肝硬化、脾功能亢进、肾炎后期、系统性红斑狼疮等，由于凝血功能低下或严重贫血，均可能出现牙龈出血症状。伤寒的前驱症状有时有鼻出血和牙龈出血。在应用某些抗凝血药物或非甾体类抗炎药，如水杨酸、肝素等治疗冠心病和血栓时，易有出血倾向。苯中毒时也可有牙龈被动出血或自动出血。

三、牙齿松动

正常情况下，牙齿只有极轻微的生理性动度。这种动度几乎不可觉察，且随不同牙位和一天内的不同时间而变动。一般在晨起时动度最大，这是因为夜间睡眠时，牙齿无胎接触，略从牙槽窝内挺出所致。醒后，由于咀嚼和吞咽时的验接触将牙齿略压入牙槽窝内，致使牙齿的动度渐减小。这种 24 小时内动度的变化，在牙周健康的牙齿不甚明显，而在有胎习惯，如磨牙症、紧咬牙者较明显。妇女在月经期和妊娠期内牙齿的生理动度也增加。牙根吸收接近替牙期的乳牙也表现牙齿松动。引起牙齿病理性松动的主要原因如下。

（一）牙周炎

是使牙齿松动乃至脱落的最主要疾病。牙周袋的形成以及长期存在的慢性炎症，使牙槽骨吸收，结缔组织附着不断丧失，继而使牙齿逐渐松动、移位，终致脱落。

（二）拾创伤

牙周炎导致支持组织的破坏和牙齿移位，形成继发性沿创伤，使牙齿更加松动。单纯的（原发性）治创伤，也可引起牙槽嵴顶的垂直吸收和牙周膜增宽，临床上出现牙齿松动。这种松动在胎创伤除去后，可以恢复正常。正畸治疗过程中，受力的牙槽骨发生吸收和改建，此时牙齿松动度明显增大，并发生移位；停止加力后，牙齿即可恢复稳固。

（三）牙外伤

最多见于前牙。根据撞击力的大小，使牙齿发生松动或折断。折断发生在牙冠时，牙齿一般不松动；根部折断时，常出现松动，折断部位越近牙颈部，则牙齿松动越重，预后也差。有的医师企图用橡皮圈不恰当地消除初萌的上颌恒中切牙之间的间隙，常使橡皮圈渐渐滑入龈缘以下，造成深牙周袋和牙槽骨吸收，牙齿极度松动和疼痛。患儿和家长常误以为橡皮圈已脱落，实际它已深陷入牙龈内，应仔细搜寻并取出橡皮圈。此种病例疗效一般均差，常导致拔牙。

（四）根尖周炎

急性根尖周炎时，牙齿突然松动，有伸长感，不敢对胎，叩痛（++）—（+++）。至牙槽脓肿阶段，根尖部和龈颊沟红肿、波动。这种主要由龋齿等引起的牙髓和根尖感染，在急性期过后，牙多能恢复稳固。

慢性根尖周炎，在根尖病变范围较小时，一般牙不太松动。当根尖病变较大或向根侧发展，破坏较多的牙周膜时，牙可出现松动。一般无明显自觉症状，仅有咬合不适感或反复肿胀史，有的根尖部可有瘘管。牙髓无活力。根尖病变的范围和性质可用X线检查来确诊。

（五）颌骨骨髓炎

成人的颌骨骨髓炎多是继牙源性感染而发生，多见于下颌骨。急性期全身中毒症状明显，如高热、寒战、头痛、白细胞增殖(10–20)×10–/L等。局部表现为广泛的蜂窝织炎。患侧下唇麻木，多个牙齿迅速松动，且有叩痛。这是由于牙周膜及周围骨髓腔内的炎症浸润。一旦颌骨内的化脓病变经口腔黏膜或面部皮肤破溃，或经手术切开、拔牙而得到引流，则病程转入亚急性或慢性期。除病源牙必须拔除外，邻近的松动牙常能恢复稳固。

（六）颌骨内肿物

颌骨内的良性肿物或囊肿由于缓慢生长，压迫牙齿移位或牙根吸收，致使牙齿逐渐松动。恶性肿瘤则使颌骨广泛破坏，在短时间内即可使多个牙齿松动、移位。较常见的，如上颌窦癌，多在早期出现上颌数个磨牙松动和疼痛。若此时轻易拔牙，则可见拔牙窝内有多量软组织，短期内肿瘤即由拔牙窝中长出，似菜花状。所以，在无牙周病且无明显炎症的情况下，若有一或数个牙齿异常松动者，应提高警惕，进行X线检查，以便早期发现颌骨中的肿物。

（七）其他

有些牙龈疾病伴有轻度的边缘性牙周膜炎时，也可出现轻度的牙齿松动，如坏死性龈炎、维生素C缺乏、龈乳头炎等。但松动程度较轻，治愈后牙齿多能恢复稳固。发生于颌骨的组织细胞增生症X，为原因不明的、累及单核—吞噬细胞系统的、以组织细胞增生为主要病理学表现的疾病。当发生于颌骨时，可沿牙槽突破坏骨质，牙龈呈不规则的肉芽样增生，牙齿松动并疼痛，拔牙后伤口往往愈合不良。X线表现为溶骨性病变，牙槽骨破坏，病变区牙齿呈现“漂浮征”。本病多见于10岁以内的男童，好发于下颌骨。其他一些全身疾患，如Down综合征、Papillon-Lefevre综合征等的患儿，常有严重的牙周炎症和破坏，造成牙齿松动、脱落。牙周手术后的短期内，术区牙齿也会松动，数周内会恢复原来动度。

第二节　口臭症状

口臭是指口腔呼出气体中的令人不快的气味，是某些口腔、鼻咽部和全身性疾病的一个较常见症状，可以由多方面因素引起。

一、生理口臭

（一）自洁作用降低

多数人早上会出现口臭，主要是因为夜间唾液分泌减少，口腔自洁作用降低，如果刷牙不彻底，存在于口腔牙面和龈缘处的软垢以及嵌塞于牙间隙和龋洞内的食物发酵腐败，而产生不良气味。这种异味持续时间短，经正确的口腔卫生清洁很快可以消除。

（二）食物

饮食不当若在日常当中进食大量刺激性大的食物，比如大蒜、生葱以及蒜蓉等，或者是喜欢吃烧烤、腌制食品等食品，就也会导致口腔异味一类情况的发生。经常吃葱、蒜、韭菜等辛辣刺激食品，或嗜好臭豆腐、臭鸡蛋等具有臭味食物的人，因为食物特殊的气味容易引起口臭。值得一提的是节食也会导致口臭，是源于节食消耗体内储备的脂肪，代谢出丙酮气息，还有一种是因遗传引起；有些妇女在月经来临也会口臭或口臭加重；一些药物也会引起口臭。

（三）吸烟、饮酒

吸烟、饮酒后，口腔内会残留酒精气味、烟味，导致口臭。

较多人由于长期、大量的吸烟，口腔当中存留特有的味道，尤其在吸完烟以后，口腔当中的味道明显增加，在呼出的气体当中可以闻到。气体里含有烟草中的有害物质，给邻近的其他人会造成一定影响，又称之为三手烟；

长期、大量的抽烟和牙周病、牙龈炎有直接关系，如果有牙龈炎、牙周病，在牙颈部会附着着牙石，牙石上又会附着引起牙龈炎、牙周病的细菌，可以利用牙颈部附着的食物残渣和软垢，分解产生含有硫化氢的气体，这些气体会有一定的臭味。所以在抽烟以后，会刺激牙龈、牙周，加重牙龈、牙周的炎症，也会加重口臭。建议患者应忌烟，忌烟以后可以去除烟草的臭味，还可以去除抽烟对牙龈和牙周疾病的影响，进一步控制口臭。

酒后口臭可能是酒精刺激胃肠道黏膜所致，另外跟饮酒过度或者是本身患有口臭疾病、饮食不当的，都有可能会引起口臭，如果是酒精刺激胃肠道黏膜导致胃酸泛出所引起的口臭，则需要通过口服保护胃黏膜制剂的药物来进行治疗，比如可以选择使用奥美拉唑，日常还需要戒烟戒酒，避免给人体健康带来伤害。

二、病理口臭

（一）口腔疾病

口腔呼出气体中的挥发性硫化物（volatile sulfur compounds，VSCs）可导致口臭，其中 90% 的成分为甲基硫醇（CHSH）和硫化氢（HS）。临床上最常见的口臭原因是舌苔和牙周病变处的主要致病菌，如牙龈卟啉单胞菌、齿垢密螺旋体、福赛坦菌和中间普氏菌等的代谢产物。此外，牙周袋内的脓液和坏死组织、舌苔内潴留的食物残屑、脱落上皮细胞等也可引起口臭。在没有牙周炎的患者，舌苔则是口臭的主要来源，尤其与舌背的后 1/3 处舌苔的厚度和面积有关。用牙刷刷舌背或用刮舌板清除舌苔可显著减轻或消除口臭。

软垢、嵌塞于牙间隙和龋洞内的食物发酵腐败，也会引起口臭。有些坏死性病变，如坏死性溃疡性龈（口）炎、嗜伊红肉芽肿、恶性肉芽肿和癌瘤等，拔牙创的感染（干槽症）等，都有极显著的腐败性臭味。

如果经过治疗彻底消除了口腔局部因素，口臭仍不消失，则应寻找其他部位的疾病。

（二）鼻咽部疾病

慢性咽（喉）炎、化脓性上颌窦炎、萎缩性鼻炎、小儿鼻内异物、滤泡性扁桃体炎等均能发出臭味。

鼻咽炎会导致口臭。鼻咽炎患者鼻咽部黏膜、黏膜下组织都会发生炎症，而且分泌物会增多，分泌物不容易咳出，就很容易会导致鼻腔有恶臭，同时伴随着口臭。

慢性咽炎可能引起口臭，慢性咽炎如果影响到扁桃体，引起慢性扁桃体炎，一些食物残渣以及扁桃体自身的上皮脱落，就容易隐藏在扁桃体隐窝里面，容易发生腐败、感染，从而产生口臭。此时需要勤漱口，保持口腔清洁。

上颌窦炎会引起口臭，上颌窦炎一定要明确病因，主要来自两部分：上颌的磨牙存在炎症，上颌牙根又位于上颌窦内，这时炎症就在上颌窦内扩散开，形成上颌窦炎。牙源性的上颌窦炎，需要先进行牙齿的根管治疗，等到牙齿炎症消除以后，可能上颌窦炎也会完全好转，后续再考虑是否需要进行上颌窦的手术。鼻部炎症导致的上颌窦炎。这时需要到耳鼻喉科，进行明确的检查以及诊断，同时需要口腔科配合拍摄 X 光片，排除牙源性的上颌窦炎。鼻窦炎的口臭是腥臭味或脓臭味，鼻窦分为四对左右对称，有筛窦、蝶窦、上颌窦、额窦。由于鼻腔黏膜充血肿胀，鼻窦口堵塞会导致鼻窦内分泌物引流不通畅，储留在鼻窦内形成脓性分泌物，细菌感染以及腐败就会伴有异味。鼻腔分泌物如果排泄不通畅，从而出现分泌物刺激并伴有口臭。

萎缩性鼻炎是一种很顽固的疾病，也是会引起口臭症状的。具体来说，是由鼻黏膜萎缩、分泌物干燥结痂形成、干痂在鼻腔内长时间积聚、细菌繁殖和腐败引起的。

（三）消化道、呼吸道及其他全身性疾病

如消化不良、肝硬化、支气管扩张继发肺部感染、肺脓肿、先

天性气管食管瘘等。糖尿病患者口中可有烂苹果气味，严重肾衰竭者口中可有氨味或尿味。此外，某些金属（如铅、汞）和有机物中毒时，可有异常气味。

1. 幽门螺杆菌感染

幽门螺杆菌感染与口臭的关系最早可追溯到1984年，沃伦（Warren）等自发现幽门螺杆菌后，于1984年7月给予动物口服螺杆菌悬液。在试验的第2周，其呼出的气体中有难闻的臭味，说明动物在幽门螺杆菌感染后有口臭发生。近年来有较多学者采用不同方法研究幽门螺杆菌与胃肠管疾病的关系，以了解两者是否相关。关于幽门螺杆菌导致口臭的原因尚不十分清楚，目前普遍认为有5种假说：

幽门螺杆菌具有尿素酶活性，可以分解尿素产生氨，氨是一种具有特殊臭味的物质。

体外培养的幽门螺杆菌可以产生硫化氢和甲硫醇。

由于幽门螺杆菌是引起上消化道各种病变的重要因素，当存在该菌感染时，胃肠的消化吸收功能及胃动力受到损害，可能导致食物在胃肠中潴留时间过长，经胃肠道内其他细菌腐败分解产生各种有臭味的气体。

幽门螺杆菌感染可诱导相关基因，如胀硫醚 – γ – 裂解酶和胱硫醚 – β – 合成酶等基因以及白细胞介素（interleukin，IL），如

IL—1β、IL—6 和 IL—8 基因高表达，使得机体自身产生的硫化氢大量增加，引起口臭。

还有研究以为，牙周致病菌与幽门螺杆菌具有协同作用，幽门螺杆菌与牙周病发病密切相关，同时幽门螺杆菌可通过加重牙周炎而间接导致口臭。他们以为，口臭是由牙周疾病较严重引起而非幽门螺杆菌的直接作用。

2. 胃食管反流病

GERD 是指胃、十二指肠内容物反流至食管内引起的食管黏膜的消化性炎症，主要源于各种原因引起的食管—胃接连区高压带的抗反流功能失调，或局部机械性抗反流机制障碍。GERD 包括非糜烂性 GERD、糜烂性 GERD 和慢性食管炎（巴雷特食管炎）。GERD 除食管症候群外，还有许多非典型症状，其中口臭是 GERD 食管外症状的一种。莫什科维茨（Moshkowitz）等在对 GERD 患者进行的上消化道内镜检查、幽门螺杆菌检测和问卷调查中发现，GERD 与口臭明显相关。波尔曼斯（Poelmans）等亦发现，在伴有食管外表现的 GERD 患者中，有 40% 的患者存在着口臭。还有研究显示，糜烂性 GERD 较非糜烂性 GERD 口臭现象更普遍，且口臭症状更严重。

GERD 引起口臭的机制，源于胃、十二指肠内胃酸、胃蛋白酶、胆盐和胰酶等内容物反流到食管，损伤食管黏膜且引起食管炎症、糜烂、溃疡或狭窄，波及整个食管上括约肌至口腔，病变区厌氧菌及兼性厌氧菌产生等等臭味经口腔呼出，引起口臭。另外，GERD除引起食管症状外，其反流物可至口腔引起类似症状。在口腔，GERD导致的口腔糜烂使患者无法正常维护口腔卫生，使得菌斑软垢沉积于牙面，食物残渣滞留于口腔，经菌斑中厌氧菌腐败坏死作用，从而存在口臭。

3. 消化不良

消化不良多表现为持续或间断的上腹部不适或疼痛、饱胀、胃灼热、嗳气等。消化不良可以分为器质性消化不良和功能性消化不良。消化不良相关的流行病学资料显示，有 50% 的消化不良者存在着口臭。

业界普遍认为，消化不良者胃肠道功能较弱，食物不易消化和排空目在胃内存留的时间延长，食物在细菌的作用下腐败并释放出挥发出异味，腐败食物及其异味极易反流，异味经口腔呼出或残留于口腔，便形成了口臭。这部分患者多伴有胃食管反流的症状，如反酸、胃灼热、胃胀和嗳气等。

4. 炎性肠炎患者

除幽门螺杆菌感染、GERD 和消化不良外，有学者发现炎性肠炎患者的口臭率较高。金伯格（Kinberg）等发现，患有十二指肠和食管疾病的青少年及儿童多伴有口臭。[①]

5. 便秘

便秘也可引发口臭，便秘患者肠道中的益生菌尤其是双歧杆菌的数量显著减少，致病菌数量明显增加，出现较严重的肠道菌群紊乱，产生的短链脂肪酸减少，最终引发口臭。

6. 代谢性疾病

营养性肥胖症、瓜型糖尿病、脂肪肝等代谢性疾病均可引起口臭；患者长期以高脂饮食为主，摄入的膳食纤维较少，导致肠道菌群的营养成分不足，短链脂肪酸的合成底物减少，造成口腔短链脂肪酸的量降低，引起口臭。

7. 呼吸系统疾病

常为一过性口臭，临床上也较为少见；慢性扁桃体炎患者常伴有口臭症状，利奥（Rio）等证实这可能是腭扁桃体存在隐窝，里面积聚脱落的上皮细胞和角质蛋白碎屑等为厌氧菌生长提供良好环境，这些细菌可发酵分解残渣中的有机物，产生含硫化合物，释放到口腔，引起口腔异味；肺癌患者也常伴有口臭症状，实验证实，肺癌病人呼出气体中正丁醇和3——羟基——2——丁酮含量明显

---

①肖书渊，姜支农，刘秀丽. 炎症性肠病诊断与治疗丛书 炎症性肠病病理鉴别诊断 [M]. 杭州：浙江大学出版社，2018.

高于普通人，使患者呼出气体中带有异味。[①]

（四）神经和精神异常

有些患者自觉口臭而实际并没有口臭，是存在心理性疾患，如口臭恐惧症等，或者由于某些神经疾患导致嗅觉或味觉障碍而产生。

用鼻闻法、仪器测量法（气相色谱仪、Halimeter、Diamond Probe 等）可直接检测口臭程度和挥发性硫化物的水平。

第三节　面部症状

面部疼痛是口腔科常见的症状，不少患者因此而就诊。有的诊断及治疗都较容易，有的相当困难。不论是何种疼痛，都必须查清引起的原因。由牙齿引起的疼痛，查出病因是较为容易的，已见前述；但牵扯性痛（referred pain）和投射性痛（projected pain）的原因，却很难发现。颞下颌关节紊乱病引起的疼痛也常引致诊断进入迷途，因为他们很类似一些其他问题引起的疼痛。

诊断困难的另一因素，是患者对疼痛的叙述。这种叙述常是不准确的，但又与诊断有关联。患者对疼痛的反应决定于两种因素，一是患者的痛阈；一是患者对疼痛的敏感性。两者在每一患者都不

---

①李瑞书. 呼吸系统疾病诊断思维及临床治疗 [M]. 长春：吉林科学技术出版社，2019.

相同，例如后者就会因患者的全身健康状态的变化及其他暂时性因素而时时改变。

所谓的投射性痛，是指疼痛传导途径的某一部位受到刺激，疼痛可能在此神经的周缘分布区发生。颅内肿瘤引起的面部疼痛即是一例。这类病变可能压迫三叉神经传导的中枢部分而引起其周缘支分布区的疼痛。

投射性痛必须与牵扯性痛鉴别。所谓的牵扯性痛是疼痛发生部位与致痛部位远离的疼痛。在口腔科领域内，牵扯性痛最常见的例子可能是下牙病变引起的上牙疼痛。疼痛的冲动发生于有病变的牙齿，如果用局部麻醉方法阻断其传导，牵扯性痛即不发生。即是说，阻断三叉神经的下颌支，可以解除三叉神经上颌支分布区的疼痛。这也是诊断疑有牵扯性痛的一种有效方法。

投射性痛的发生机制是很清楚的，但牵扯性痛却仍不十分清楚。提出过从有病部位传导的冲动有“传导交叉”而引起中枢“误解”的看法，但争议仍大。

面部和口腔组织的感觉神经为三叉神经、舌咽神经和颈丛的分支。三叉神经的各分支分布明确，少有重叠现象。但三叉神经和颈丛皮肤支之间，常有重叠分布。三叉、面和舌咽神经，以及由自主神经系统而来的分支，特别是与血管有关的交感神经之间，有复杂的彼此交通。交感神经对传送深部的冲动有一定作用，并已证明刺激上颈交感神经节可以引起这一类疼痛。面深部结构的疼痛冲动也可由面神经的本体感受纤维传导。但对这些传导途径在临床上的意义，争论颇大。

与口腔有关的结构非常复杂，其神经之间的联系也颇为复杂。口腔组织及其深部，绝大多数为三叉神经分布。虽然其表面分布相当明确而少重叠，但对其深部的情况了解甚少。故诊断错误是难免的。

可以把面部疼痛大致分为4种类型。

由口腔、面部及紧密有关部分的可查出病变引起的疼痛：例如：牙痛、上颌窦炎引起的疼痛，颞下颌关节紊乱病引起的疼痛等。

原因不明的面部疼痛：包括三叉神经痛，所谓的非典型性面痛等。

由于感觉传导途径中的病变投射到面部的疼痛，即投射痛。例如：肿瘤压迫三叉神经而引起的继发性神经痛是一个例子，尽管罕见。偏头痛也可列为此类，因其为颅内血管变化引起。

由身体其他部引起的面部疼痛，即牵扯性痛。例如：心绞痛可引起左下颌部的疼痛。

这种分类法仅是为诊断方便而作的，实际上，严格区分有时是很困难的。

对疼痛的客观诊断是极为困难的，因为疼痛本身不能产生可查出的体征，需依靠患者的描述。而患者的描述又受患者的个人因素影响，如患者对疼痛的经验、敏感性，文化程度等。疼痛的程度无法用客观的方法检测，故对疼痛的反应是“正常的”或“异常的”，也无法区别。

对疼痛的诊断应分两步进行。首先应除外由于牙齿及其支持组织，以及与其紧密相关组织的病变所引起的疼痛，例如：由上颌窦或颞下颌关节紊乱病所引起的。如果全面而仔细的检查不能发现异常，才能考虑其他的可能性。

诊断时，应注意仔细询问病史，包括起病快慢、发作持续时间、有无间歇期、疼痛部位、疼痛性质、疼痛发作时间、疼痛程度、伴随症状，诱发、加重及缓解因素，家族史等。应进行全面、仔细的体格检查及神经系统检查，并根据需要作实验室检查。

一、神经痛

可以将神经痛看作是局限于一个感觉神经分布区的疼痛，其性质是阵发性的和严重的。神经痛有不少分类，但最重要的是应将其分为原发性的和继发性的。原发性神经痛指的是有疼痛而查不到引起原因者，但并不意味没有病理性改变，也许是直到目前还未发现而已。这种神经痛中最常见的是三叉神经痛，舌咽神经痛也不少见。

（一）三叉神经痛

由于其疼痛的特殊性，三叉神经痛的研究已有多年历史，但至今对其本质仍不明了。虽然疼痛通常是一种症状而非疾病，但由于缺乏其他有关症状及对病因的基础知识，现只能认为疼痛是疾病本身。

三叉神经痛多发生于中老年，女性较多。疼痛几乎都发生于一侧，限于三叉神经之一支，以后可能扩展至两支或全部三支。疼痛剧烈，刀刺样，开始持续时间很短、几秒钟即消失，以后逐渐增加，延续数分钟甚至数十分钟。有“扳机点”存在是此病的特点之一。在两次发作之间，可以无痛或仅有钝痛感觉。可有自然缓解期，数周或数月不等，然永久缓解极罕见。

在疾病的初发期，疼痛的特点不明显，此时患者常认为是牙痛，而所指出有疼痛的牙却为健康牙；有时常误诊而拔除该牙。拔除后疼痛依然存在，患者又指疼痛来源于邻牙而要求拔除。对此情况应加以注意，进行全面检查并考虑三叉神经痛的可能性。

相反，其他问题，如未萌出的牙等，可以引起类似三叉神经痛的症状。检查如发现这一类可能性，应加以处理。

此病多发生于 40 岁以后，如为 40 岁以下者，应做仔细的神经学检查，以除外其他的可能性，如多发性硬化等。

有人主张，卡马西平（卡马西平，Tegretol，carbamazepine）

本身不是止痛药，但对三叉神经痛有特异性疗效，可以用对此药的疗效反应作为诊断的方法之一。[①]

（二）舌咽神经痛

舌咽神经痛的情况与三叉神经痛颇相似，但远较其少见。疼痛的性质相似，单侧，发生于口咽部，有时可放射至耳部。吞咽可引起疼痛发作。也可有“扳机点”存在。用表面麻醉喷于此区能解除疼痛发生。卡马西平亦可用以辅助诊断。

二、继发性神经痛

面部和头部疼痛可以是很多颅内和颅外病变的症状之一。面部疼痛可由于肿瘤压迫或浸润三叉神经节或其周缘支而产生。原发性或继发性颅内肿瘤、鼻咽部肿瘤、动脉瘤、脑上皮样囊肿等，是文献报道中最常引起面部疼痛的病变；颅脑损伤后所遗留的病变也是引起面部疼痛的原因之一：疼痛多不是仅有的症状，但可能最早发生。如有侵犯其他脑神经症状，以及有麻木或感觉异常的存在，应立即想到继发性神经痛的可能性。

畸形性骨炎（佩吉特病，Paget 病）如累及颅底，可使卵圆孔狭窄而压迫三叉神经，产生疼痛症状；疼痛也可由于整个颅骨的畸

①徐伦山. 三叉神经痛治疗新进展 [M]. 北京：人民军医出版社，2011.

形，使三叉神经感觉根在越过岩部时受压而产生。疼痛常似三叉神经痛，但多有其他症状，如听神经受压而发生的耳聋、颈椎改变而引起的颈丛感觉神经分布区的疼痛等。

上颌或颧骨骨折遗留的眶下孔周围的创伤后纤维化，也可压迫神经而发生疼痛。继发性神经痛在与原发性者鉴别时，关键在于可以查出引起的原因，故仔细而全面的检查是必须的。

三、带状疱疹后神经痛

面部带状疱疹发生前、中或后，均可有疼痛。开始时，可能为发病部位严重的烧灼样痛，以后出现水疱。带状疱疹的疼痛相当剧烈。病后，受累神经可出现瘢痕，引起神经痛样疼痛，持续时间长，严重，对治疗反应差。老年人患带状疱疹者特别易出现疱疹后神经痛，并有感觉过敏或感觉异常症状。

四、偏头痛

偏头痛或偏头痛样神经痛（丛集性头痛）有时也就诊于口腔门诊。偏头痛基本上发生于头部，但有时也影响面部，通常是上颌部，故在鉴别诊断时应注意其可能性。

典型的偏头痛在发作前（先兆期或颅内动脉收缩期）可有幻觉（如见闪光或某种颜色），或眩晕、心烦意乱、感觉异常、颜面变色等，症状与脑缺血有关，历时 10–30 分钟或几小时。随即出现疼痛发作，由于动脉扩张引起搏动性头痛，常伴有恶心、呕吐、面色苍白、畏光等自主神经症状。疼痛持续 2–3 小时，患者入睡，醒后疼痛消失。故睡眠能缓解偏头痛。麦角胺能缓解发作。

还有一种类似偏头痛的所谓急性偏头痛性神经痛，其病因似偏头痛，患者多为更年期的男性。疼痛为阵发性，通常持续 30 分钟，发作之间间歇时间不等。疼痛多位于眼后，扩延至上颌及颞部。患侧有流泪、结膜充血、鼻黏膜充血及流涕。常在夜间发作（三叉神经痛则少有在夜间发作者）。疼痛的发作为一连串的密集头痛发作，往往集中于一周内，随后有间歇期，达数周至数年，故又名丛集性头痛。

少见的梅—罗（Melkersson-Rosenthal）综合征也可有偏头痛样疼痛。患者有唇部肿胀，有时伴有一过性或复发性面神经衰弱现象和颞部疼痛。有的患者舌有深裂、颊黏膜有肉芽肿样病变，似克罗恩（Crohn）病。

以上诸病均对治疗偏头痛的药物反应良好。

五、非典型性面痛

非典型性面痛一词用以描述一种少见的疼痛情况，疼痛的分布无解剖规律可循，疼痛的性质不清，找不到与病理改变有关的证据。疼痛多为双侧，分布广泛，患者可描述疼痛从面部的某一部分放射至身体他部。疼痛多被描述为严重的连续性钝痛。

有的患者有明显的精神性因素，对治疗的反应差，有的甚至越治情况越坏。

本病有多种类型，Mumford 将其分为三类。第一类为由于诊断技术问题而未完全了解的情况；第二类为将情况扩大的患者，这些患者对其面部和口腔有超过通常应有的特别注意。这些患者显得有些特殊并易被激惹，但仍属正常范围。他们常从一个医师转到另一个，以试图得到一个满意的诊断；第三类患者的症状，从生理学上或解剖学上都不能解释，但很易被认为有精神方面的因素。这类患者的疼痛部位常广泛，疼痛的主诉稀奇古怪。

对这一类疾病，首先应作仔细而全面的检查，以除外可能引起疼痛的病变。

六、由肌肉紊乱而引起的疼痛

疼痛由肌肉的病理性改变或功能紊乱引起，包括一组疾病，在文献中相当紊乱，但至少有六种：肌炎、肌痉挛、肌筋膜疼痛综合征、纤维肌痛、肌挛缩、由结缔组织病引起的肌痛。

肌痉挛是肌肉突然的不随意的收缩，伴随疼痛及运动障碍。疼痛常持续数分钟至数日，运动逐渐恢复，疼痛亦渐轻。引起的原因常为过去较弱的肌肉发生过度伸张或收缩，或正常肌肉的急性过度使用。由于姿势关系而产生的肌疲劳或衰弱、肌筋膜疼痛综合征、保护有关的创伤、慢性（长期）使用等，均是发病的诱因。当肌肉随意收缩时，如举重、进食、拔第三磨牙、打呵欠等，肌痉挛皆可发生。如成为慢性，可能产生纤维化或瘢痕，引起肌挛缩。

肌炎是整个肌肉的急性炎症，症状为疼痛、对压痛极敏感、肿胀、运动障碍并疼痛。如未治疗，可使肌肉产生骨化。血沉加快。表面皮肤可肿胀及充血。引起肌炎的原因为局部感染、创伤、蜂窝织炎、对肌肉本身或其邻近的激惹等。肌肉持续过度负荷也是引起原因之一。

肌痉挛时，以低浓度（0.5%）普鲁卡因注射于局部可以缓解；但在肌炎时，任何注射皆不能耐受，且无益，应注意。

纤维肌痛罕见，为一综合征，又名肌筋膜炎或肌纤维炎，特征与肌筋膜疼痛综合征基本相同。但本病可发生于身体各负重肌肉，而后者发生于局部，如颌骨、颈部或下腰部。故本病的压痛点在身体各部均有。

结缔组织病，如红斑狼疮、硬皮病、舍格伦（Sjogren）综合征、动脉炎、类风湿关节炎等，也可累及肌肉而产生疼痛。特征为肌肉或关节滑膜有慢性炎症、压痛及疼痛。通过临床及实验室检查，诊断应不困难。

肌筋膜疼痛综合征（myofascia pain syndrome，MRS），又名

肌筋膜痛、肌筋膜疼痛功能紊乱综合征等，是最常见的慢性肌痛，其诊断标准有以下几点。

骨骼肌、肌腱或韧带有呈硬条状的压痛区，即扳机点。

疼痛自扳机点牵涉至他处，发生牵扯痛的部位相当恒定。

刺激活动的扳机点所产生的牵扯性痛可反复引出。所谓活动的扳机点是指该区对触诊高度敏感并引起牵扯性痛。潜在性扳机点一词则用以指该区亦敏感，但刺激时不产生扯性痛。

对 MPS 的争论甚多，上述可作为在鉴别诊断时的参考。

七、炎症性疼痛

包括窦腔炎症，牙髓炎，根尖炎，各种间隙感染等。其中上颌窦炎疼痛部位主要在上颌部。因分泌物于夜间积滞，故疼痛在晨起时较重。起床后分泌物排出，疼痛缓解。弯腰低头时由于压力改变，可加重疼痛；抬头时好转。上颌窦前壁处有压痛，有流涕、鼻塞等症状，上颌窦穿刺可吸出脓液。

八、颈椎病

颈椎病可以直接引起头及面部疼痛，但更常见的是引起肌肉的紊乱而产生直接的疼痛或牵扯性痛。

颈椎病包括椎间盘、椎体骨关节及韧带等的疾患。常可产生头痛，有时为其唯一表现。头痛多在枕颈部，有时扩散至额部及颞部，或影响两侧，或在一侧。多为钝痛。疲劳、紧张、看书、颈部活动等使之加重。肩臂部疼痛、麻木、活动受限、X 线片所见等有助于诊断。

九、颌骨疼痛

骨膜有丰富的感觉神经，对压力、张力等机械性刺激敏感，可产生相当剧烈的疼痛。颌骨疼痛与面部疼痛甚易混淆，在鉴别诊断时应注意。

引起颌骨疼痛的原因很多，炎症，如急性化脓性骨髓炎、骨膜炎等。

颌骨的一些骨病在临床上亦有骨痛表现，其较常见者有甲状旁腺功能亢进、老年性骨质疏松、骨质软化、畸形性骨炎、骨髓瘤等。其他的骨病及骨肿瘤在压迫或浸润神经，或侵及骨膜时，也可引起疼痛。

十、灼性神经痛

头颈部的灼性神经痛少见，引起烧灼样痛并有感觉过敏。病因为创伤，包括手术创伤，可能成为非典型性面部疼痛的原因之一。曾有文献报道发生于多种面部创伤之后，包括拔除阻生第三磨牙、枪弹伤及头部创伤。临床特征为烧灼样疼痛，部位弥散而不局限；该部皮肤在压迫或轻触时发生疼痛（感觉过敏），或有感觉异常；

冷、热、运动及情绪激动可使疼痛产生或加剧；皮肤可有局部发热、红肿或发冷、发绀等表现，为血管舒缩障碍引起。活动、咀嚼、咬合关系失调、打呵欠等引起及加剧疼痛；松弛可缓解疼痛。

在诊断上，以局部麻醉药封闭星状神经节如能解除疼痛，则诊断可以成立。

十一、癌性疼痛

癌症疼痛的全面流行病学调查尚少报道。弗利（Foley）等报道不同部位癌痛发生率，口腔癌占80%，居全身癌痛发生率第二位。北京大学口腔医院调查了208例延误诊治的口腔癌患者，因忽视疼痛的占27%，仅次于因溃疡延误的。其原理是癌浸润增长可压迫或累及面部的血管、淋巴管和神经，造成局部缺血、缺氧，物质代谢产物积蓄，相应组织内致痛物质增加，刺激感觉神经末梢而致疼痛，尤其舌根癌常常会牵涉到半侧头部剧烈疼痛。

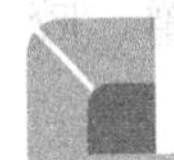

第三章　口腔常见病预防

各种口腔疾病与人类结伴而生，严重影响人类的健康，加强口腔预防保健是战胜口腔疾病的十分重要和有效的方法。根据口腔疾病的病因、发病规律、疾病的诊断和治疗特点，口腔预防保健广泛应用于口腔医学的各个领域，在疾病的预防和控制中起到了重要的作用。本章阐述的主题是口腔常见病预防，分为龋病的预防、牙周疾病的预防、口腔癌的预防三节。

第一节　龋病的预防

龋病是 WHO 的 3 个重点防治疾病之一，通过龋病流行病学的调查，以各种指数为依据，采取适当的措施预防龋病是行之有效的方法。

一、龋病常用指数

指数（index）是用一组数值说明某种现象变动的程度。一个理想的流行病学指数应符合以下标准：可靠性，简化性，成本低，能进行统计。

在龋病的流行病学研究中，说明人群患龋情况时，必须将乳牙龋与恒牙龋分别描述和说明。

（一）恒牙龋失补指数

恒牙龋失补指数（DMF index）由 Klein 等于 1938 年研究龋病分布时提出，是检查龋病最常用的指数。

龋失补指数用龋（decayed）失（missing）补（filled）牙数（DMFT）或龋失补牙面数（DMFS）表示。“龋”即已龋坏尚未充填的牙；“失”指因龋丧失的牙；“补”为因龋已做充填的牙（不包括因非龋疾患所做的充填）。作为个别病例统计，DMF 指数是指龋失补牙数或龋失补牙面数之和。而群体中 DMF 指数为此人群的平均龋失补牙数或龋失补牙面数，即龋（牙）均（DMFT）或龋面均（DMFS）。成年人因牙周疾病而造成的失牙概率较高，因此，WHO 的记录方法是，检查 45 岁以上者按口腔内实际丧失牙数计算，而不再分因龋还是因牙周疾病导致的失牙。

（二）乳牙龋失补指数

乳牙龋失补指数（dmftindex）指乳牙的龋失补牙数（dmft）或龋失补牙面数（dmfs），龋失补定义与恒牙龋相同。计算因龋丧失的牙数需与生理性脱落的乳牙区分，不应以病人或家长回忆为依据。

WHO 计算失牙的标准是：9 岁以下的儿童丧失了不该脱落的乳牙，如乳磨牙或乳尖牙，即为龋失。或用龋拔补牙数（deft）或龋拔补牙面数（defs）、龋补牙数（dft）或龋补牙面数（dfs）说明人群中乳牙的患龋情况（表 3-1-1）。

表 3–1–1　龋失补牙数和龋失补牙面数的使用方法

患龋情况	DMFT/dmft	DMFS/dmfs
一颗近中（牙合）面患龋的牙	D（d）= 1	D（d）= 2
一个牙面有充填体另一个牙面有原发龋的牙	D（d）= 1	D（d）= 1 F（f）= 1
一个牙面上既有原发龋又有充填体的牙	D（d）= 1	D（d）= 1
一个牙上有两个牙面有充填	F（f）= 1	F（f）= 2
可疑龋	不记分	不记分
一颗龋失牙	M（m）= 1	后牙龋失 M（m）= 5 前牙龋失 M（m）= 4

说明群体患病情况，一般以龋均或龋面均、患龋率和龋齿发病率来表示，可作出较全面的评价。

（三）龋均（DMFT）和龋面均（DMFS）

龋均指受检人群中每人平均龋失补牙数。龋面均指受检人群每人平均龋失补牙面数。两个指数均反应龋病的严重程度。计算公式为：龋均＝龋、失、补牙之和／受检人数，龋均＝龋、失、补牙面之和／受检人数。

（四）患龋率和龋病发病率

患龋率是说明在调查的一定时期内人群中患龋的频率，是一种频率指标，以百分比表示，主要用于龋病的流行病学研究。龋病发病率是指至少在一个特定较长时间内，某部分人群新发生龋病的频率。此指标可以估计龋病流行强度，探索龋病的分布特点、发生因素以及评价预防措施的效果等。计算公式为：患龋率＝患龋病人数／受检人数 ×100%，龋齿发病率＝发生新龋的人数／受检人数 ×100%。

（五）无龋率

无龋率指全口牙列均无龋的人数占全部受检查人数的百分比。计算公式为：无龋率＝该年龄组全口无龋的人数／受检年龄组人数 ×100%

二、影响龋病流行的因素

（一）饮食习惯

人体主要的营养来源于食物，口腔内的微生物也利用残留食物获取能量进行合成和分解代谢，糖是微生物代谢产酸的重要物质基础。

流行病学研究表明，糖的摄入量、摄入频率和糖加工的形式与龋病的发生有着密切关系。著名的瑞典 Vipeholm 实验结果显示，两餐之间食糖或甜食，龋病增加显著；食黏性奶糖或巧克力，龋病发生最为严重；食甜面包与饴糖比糖水患龋情况严重；间食甜点心次数越多，龋齿越多；糖在牙面上停留时间越长，龋坏危险性越大。因此，控制糖的各种影响因素有利于防止龋病的发生。

（二）氟摄入量

人体氟的主要来源是饮水。美国在 20 世纪 30 年代对许多城市进行了有关供水含氟量、患龋率和氟牙症的研究，指出水氟在 1.5mg/L 以下时，龋均及患龋率随水氟浓度的增加而降低。建议从出生即开始饮用含氟量为 0.8–1.2mg/L 的水，这样既可以降低患龋率，又可避免氟牙症的侵袭。据我国 1983 年全国中、小学生龋病、牙周病调查结果显示，我国适合的氟浓度为 0.6–0.8mg/L。在氟污染地区，人体氟的来源不同于非氟污染区，还包括燃煤污染等，当地水氟浓度低，但龋均和患龋率并不高，个别地区属于此种情况。

三、龋病的临床早期检查及诊断

（一）有关龋危险因素的预测信号

人体存在着多种影响牙齿发生龋病的危险因素，可以通过检查发现这些预测信号，作出早期的临床提示和诊断，及时采取防龋措施。这些危险因素的预测信号包括：早产儿和低体重儿是牙齿发育缺陷和龋好发的群体，儿童乳牙龋发生数量多，釉质发育不全、中老年病人牙根暴露、患有干燥综合征者提示猖獗龋的发生，有菌斑堆积和停滞的牙齿、口腔卫生不良者、饮食习惯不合理者、颌面部肿瘤放射治疗者等。

（二）早期龋的检查

龋病的新概念——白斑龋，被菌斑覆盖的牙釉质表面呈现白斑，即可诊断为早期龋。这是龋病概念的一个提升。白斑龋具有可逆性。早期龋病的诊断方法有两种：视觉与视触觉诊断、仪器诊断。

（三）高危人群的检测

龋病的高危人群亦称“易感人群”，即指同时存在共同的致病因素时容易发生龋病，且龋发生率明显高于一般人群。对龋病易感人群的检测应有计划逐步定期进行，以便有针对性地采取有效控制措施。龋病易感人群的检测主要是通过龋活跃性试验预测龋病发生的可能性，包括：检测致龋菌、细菌产酸力、唾液缓冲能力。

四、龋病预防方法与措施

（一）龋病的三级预防

1. 一级预防

开展口腔健康教育，促进口腔健康，提高自我口腔保健意识，定期检查。控制和消除危险因素，合理使用预防措施，如氟化物防龋、窝沟封闭防龋、预防性充填和非创伤性充填技术等，将口腔专业医师的工作扩展到预防工作中。

2. 二级预防

早期诊断和早期充填，包括定期口腔检查、X线片的辅助诊断、对早期龋的及时干预治疗。

3. 三级预防

防止龋病并发症的蔓延。对由于龋病而引起的牙髓病、根尖周病进行牙髓或根管治疗，以保存患牙，防止自然牙列的缺失和功能障碍，保持牙列的完整性。有牙体组织缺损和牙齿缺失的尽量恢复牙颌系统的生理功能，保持口腔健康和身体健康。

（二）预防方法

1. 控制菌斑

细菌是引起龋病的重要因素之一，致龋细菌必须在菌斑这一特定的微生态中才能形成龋损。因此，通过控制菌斑数量、滞留时间、致龋菌的毒性作用等，来达到预防龋病的目的。

机械法消除菌斑：通过牙刷、牙膏、牙线、牙间清洁器、橡皮乳头按摩器等口腔卫生用品，清除口腔内的牙菌斑，改善口腔的不良环境，增进口腔内各组织的健康。

化学方法：临床上通常使用氯己定（又名氯已定），对革兰阳性、阴性菌，真菌有效，对防止猖獗龋有一定效果。其缺点是使牙齿和舌背黏膜着色，且味道较苦。

生物学方法：主要有抗菌剂和抗菌斑附着剂两种。抗菌剂主要是抑制致龋菌的作用，达到控制菌斑的效果。但长期使用存在耐药性及毒性作用。因此，天然植物抗菌剂的使用较广泛，例如，五倍子、厚朴、血根草、甘草、金银花等在牙膏及漱口水中的使用。抗菌斑附着剂主要用于抑制细菌吸附及解除吸附作用，能抑制细胞多糖形成，破坏细菌表面蛋白，阻止细菌黏附于牙面上形成菌斑。例如，天然植物药类（红花等）、酶类和甲壳素类，已广泛添加到口香糖、漱口水、牙膏中使用。

免疫学方法：防龋疫苗和特异性抗体的研究。虽然在实验室有较好的效果，但要应用于人体还需进一步研究。

2. 增强宿主的抗龋能力

加强孕期及婴幼儿口腔保健：注意孕妇口腔卫生保健和全身健康及营养，防止感染，保证婴儿的正常生长发育。

加强儿童及青少年口腔保健：合理使用氟化物防龋，开展窝沟封闭防龋，建立良好合理的饮食习惯和咀嚼功能，加强健康教育，增强口腔保健意识。

3. 改良糖类食品

糖是龋病发生的一个重要因素。要让儿童和其他易感人群不食糖是不可行的，改变糖的性质，寻找糖的代用品是一种有效的途径，是解决蔗糖致龋的有效方法。糖代用品有两类：一类是高甜度代用品，如甜叶菊等，有抑菌作用；另一类是低甜度代用品，如木糖醇等。

在现实生活中，糖代用品还不能完全代替蔗糖，因此控制食糖频率，吃糖后及时清洁口腔，减少糖在口腔内的滞留时间显得十分重要。

第二节　牙周疾病的预防

一、牙周疾病的常用指数

（一）口腔卫生指数及简化口腔卫生指数

口腔卫生指数（oral hygiene index，OHI）包括软垢指数（debris index，DI）和牙石指数（calculus index，CI）。简化口腔卫生指数（oral hygiene index simplified，OHI-S）只选择评价 6 个牙的牙面，即 16，11，26，31 的唇（颊）面，36，46 的舌面。可以用来衡量个人口腔卫生的效果，亦可用于人群口腔卫生状况的评价。

1. 检查方法

检查软垢以视诊为主，按标准记分。在软垢量少、视诊不可见时，可用探针自牙面切缘 1/3 向颈部 1/3 移动，检查出软垢面积，按标准记分。牙石检查时，将探针轻轻插入远中龈袋内，在龈下由远中接触区向近中接触区移动，一个牙的半圆周为一个记分单位，根据牙颈部牙石的量记分。将每一个牙面软垢和牙石记分相加，即为个人简化口腔卫生指数。将个人简化口腔卫生指数相加，除以受检人数，即为人群简化口腔卫生指数。

2. 软垢指数的记分标准（DI–S）

0 = 牙面上无软垢或色素。

1 = 软垢或色素覆盖牙面 1/3 以下。

2 = 软垢覆盖牙面 1/3–2/3。

3 = 软垢覆盖牙面 2/3 以上。

3. 牙石指数的记分标准（CI–S）

0 = 龈上及龈下无结石。

1 = 龈上牙石覆盖牙面 1/3 以下。

2 = 龈上牙石覆盖面积在牙面 1/3 与 2/3，或牙颈部有散在龈下牙石。

3 = 龈上牙石覆盖面积占牙面 2/3 以上，或牙颈部有连续而厚的龈下牙石。

简化口腔卫生指数适用于口腔保健工作的初期，此时口腔卫生习惯尚未形成。正确的刷牙方法还未普及和掌握，此指数是检查牙齿清洁效果的一种方法。

4. 计算方法

个人软垢计分 = 每人牙面软垢记分之和 / 受检牙面数

个人牙石计分 = 每人牙面牙石记分之和 / 受检牙面数

人群软垢（牙石）指数 = 个人软垢（牙石）指数的总和 / 受检人数

（二）菌斑指数

菌斑指数（plaque index，PLI）只检查牙面菌斑的厚度，不记菌斑覆盖的面积，用于评价口腔卫生状况和衡量牙周病防治效果。

1. 检查方法

漱口后，吹干牙面。检查全口牙或所选择的牙，每颗牙检查 4 个牙面，即远中颊（唇）面、颊（唇）面、近中颊（唇）面和舌面，按标准记分。

2. 记分标准

0 ＝近龈缘区无菌斑。

1 ＝近龈缘区的牙面有薄的菌斑，但视诊不可见，用探针可在侧面刮出菌斑。

2 ＝在龈缘或邻面可见中等量菌斑。

3 ＝龈沟内或龈缘区及邻面有大量软垢。

（三）牙龈指数

牙龈指数（gingival index，GI）只检查牙龈情况，观察牙龈颜色和质地改变，有无出血倾向，不考虑牙周袋的深度及牙槽骨丧失的程度。

1. 检查方法

检查时使用钝头牙周探针，采用视诊和探诊的方法。观察每颗牙周围龈沟有无出血情况，确定牙龈健康程度。

2. 记分标准

0 = 牙龈健康。

1 = 牙龈有轻微炎症，牙龈的颜色有轻度改变，并有轻度水肿，探诊不出血。

2 = 牙龈有中度炎症，牙龈色红，水肿光亮，探诊出血。

3 = 牙龈有重度炎症，牙龈明显红肿或有溃疡，有主动出血倾向。

3. 计算方法

每颗牙的记分 =4 个牙面记分之和 /4

每人的记分 = 受检牙龈记分之和 /4

（四）社区牙周指数

社区牙周指数（community periodontal index，CPI）反映牙周组织健康状况，牙周的治疗需要情况。共有 3 个指标判定牙周情况：牙龈是否有出血；是否有龈上、龈下牙石；牙周袋深度，浅 4–5mm，深≥ 6mm。

1. CPI 使用范围

适用于要求较快了解某地区人群牙周健康需要，制订口腔保健规划；在教学中选取适合的病例，在牙周病调查时方便使用。

2. 器械要求

使用 WHO 推荐的头部为小球形、距头部 3.5–5.5mm 有黑色区、直径为 0.5mm 的牙周探针；在探诊时不易刺伤牙龈造成误诊；黑色标记区可以方便判定牙龈沟或牙周袋的深度。

探针的使用方法：探针用以测定牙周袋的深度，牙周探针使用时所用的力不超过 20g，过分用力会引起病人疼痛，有时还会刺破牙龈。探针进入龈沟后，沿牙根表面解剖形态移动，可用探针黑色区来显示深度。

3. 检查项目

牙龈炎、牙结石、早期和晚期牙周病。

4. 诊断和记分标准

0 = 牙龈组织健康，龈沟深度在 3.5mm 以下，无牙结石，探诊后不出血。

1 = 牙龈炎，探诊后牙龈出血（1 个以上部位），龈沟深度 3.5mm 以下，无结石。

2 = 有牙石，探针黑色区全部在龈袋以外。

3 = 早期牙周病，龈缘覆盖部分探针黑色区，龈袋深度在 3.5–5.5mm。

4 = 晚期牙周病，探针插入龈袋其黑色区不可见，牙周袋深度在 5.5mm 以上。

X = 少于两颗功能牙存在的区段称为除外区段。

9 = 无法检查（不记录）。

5. 指导牙周治疗的记分

0 = 不需要治疗。

1 = 需要口腔卫生指导。

2 = 需要口腔卫生指导及洁治。

3 = 需要口腔卫生指导、洁治和复杂的牙周治疗。

6. 检查方法

以牙位将口腔分为 6 个区段：18–14、13–23、24–28、38–3-4、43–3-3、44–48。20 岁以上者检查应为 10 颗牙：17、16、11、26、27、37、36、31、46、47。15–20 岁者只检查 6 颗牙：16、11、26、36、31、46。15 岁以下者只检查 6 颗牙以及牙龈出血和牙石情况。检查时，每个区段至少有 2 颗功能牙。如果在一个区段内只剩一颗牙，则把该牙划入邻近的区段，该区段以“X”划掉。两颗功能牙检查结果，以最重者记分。成年人的后牙区段，有时缺失一颗指数牙或有拔牙指征，只检查另一颗指数牙。如果一个区段内的指数牙全部缺失或有拔牙指征时，检查此区段内的所有剩余牙齿，以情况最重者记分。每颗指数牙所有龈沟或牙周袋都需检查到，以6个区段中最高的记分作为个人牙周指数值。

二、牙周疾病流行特征及有关因素

（一）地区分布

几乎所有的国家70%以上的成年人普遍存在牙龈炎或牙周炎。一般来说，口腔保健工作开展不力，是牙龈炎在发展中国家更普遍的一个重要因素。发展中国家的牙龈炎、牙石等患病率高于发达国家，农村居民的患病率高于城市居民，这与牙周疾病发生地区的经济状况有一定关系。而牙周炎情况有所不同，WHO全球口腔资料库的数据表明，严重牙周疾病的患病率在发达国家与发展中国家基本没有区别，几乎所有的人口都在7%–15%范围内。

2005年第三次全国口腔健康流行病学抽样调查结果显示，12岁、35–44岁两个年龄组的牙石平均检出区段数均为农村高于城市，反映不同地区受检人群的口腔卫生状况。我国12岁人群组牙龈出血率为57.7%，牙石检出率为59.0%，指标都偏高。调查还表明，用软垢指数对12岁、15岁、35–44岁年龄组人群做检查，农村均高于城市。

（二）年龄和性别

在 5 岁以前就可见牙龈炎，随着年龄增长，部分牙龈炎逐渐发展成为牙周炎。第三次全国口腔健康流行病学抽样调查时，依据牙龈出血、牙石、浅牙周袋和深牙周袋记分结果确定牙周疾病现状，发现牙龈出血和牙石检出率从 12 岁开始逐渐上升，35–44 岁年龄组最高。牙周疾病患病率随年龄增长而增高。牙周袋检出率也随年龄增长而增加，老年人较高。牙周疾病与性别的关系不明确，但多数报道为男性高于女性。

（三）民族

牙周疾病的患病率在种族之间存在一定差异，这是由文化背景、经济收入、口腔卫生习惯等条件不同造成的，文化水平高低也可影响牙周疾病的患病率。

（四）影响牙周疾病流行的因素

牙周疾病的患病情况还受到口腔卫生习惯、吸烟、营养和某些全身系统性疾病的影响。

三、牙周疾病的预防

（一）牙周疾病的三级预防

1. 一级预防

旨在促进口腔健康，减少人群牙周疾病新病例的发生。主要是口腔健康教育和指导，以清除菌斑和其他有害刺激为目的，培养定期进行口腔检查的习惯，纠正不良习惯和减少牙周疾病的局部促进因素。

2. 二级预防

旨在早发现、早诊断、早治疗，达到减轻疾病严重程度，防止进一步发展的目的。具体操作的重点，口腔专业人员采用专业手段进行诊治，消除病变，制订相应的常规复查计划，强化病人采取预防措施的意识，使病人得到积极治疗。

3. 三级预防

属治疗范畴，即采用各种药物和牙周手术方法，最大限度地治愈牙周组织病损，防止功能障碍，恢复失牙，重建功能，并通过随访和口腔健康维护，达到巩固疗效、防止复发的目的。

（二）牙菌斑控制

1. 牙菌斑的显示

牙菌斑是无色、柔软、黏附于牙面，且肉眼不易辨认的生物膜，可借助菌斑染色显示牙菌斑的存在。菌斑显示剂有液体和片剂两种剂型。常用的菌斑显示剂有：2% 碱性品红、2%–5% 藻红、4% 酒石黄水溶液等。

2. 除去菌斑的方法

（1）自然清除法

即牙齿在咀嚼食物中的自洁作用。

（2）化学清除法

用抗菌剂、酶制剂、化学杀菌剂。

（3）机械清除法

有个人清除（辅助性清除、口腔冲洗器冲洗）和手术清除法（预防性洁治术、洁治除石）。

① 刷牙

刷牙是一种重要的保持口腔清洁的方法，是人们日常卫生习惯之一。正确的刷牙方法可以去除菌斑和软垢，按摩牙龈，增进牙龈组织的血液循环和上皮组织的角化程度，提高牙周组织的防御能力，维护牙龈的健康。

牙刷的选择：根据成人和儿童的年龄、口腔大小、牙周组织的健康程度的差异来挑选牙刷。牙刷可分为通用型和特异型两大类。

刷牙方法：这里介绍常用的 3 种方法。

竖刷法：将刷毛与牙长轴平行，紧贴牙面，毛刷尖端对牙龈缘，转动牙刷，使刷毛进入牙间隙；上牙从上向下刷动，下牙从下向上刷动；动作宜慢，每个部位重复刷 7–10 次，以清除前牙唇腭（舌）面和后牙颊腭（舌）面的菌斑；咬合面来回刷。本方法适用于大多数人使用。

巴斯刷牙法：主要选用软毛刷，使用时将刷毛与牙长轴呈45° 角，刷毛尖伸入龈沟，水平位颤动（幅度2–3mm）不少于10次，然后再顺牙间隙刷。刷洗k面时，刷毛紧压k面，使毛端深入沟裂点隙做短距离前后向颤动。本方法因刷洗力较强，使用时注意用力的大小，可以清除牙颈部和龈沟内菌斑，适合于牙周疾病病人的刷牙。

圆弧法：这是一种青少年容易学习和掌握的刷牙方法。具体操作是在牙闭合状态下，牙刷进入颊间隙，用很小的压力将刷毛接触上颌最后磨牙的牙龈区，用较快较宽的圆弧动作从上颌牙龈拖拉至下颌牙龈，前牙的上下牙切端对齐接触做圆弧形颤动。舌侧面与腭侧面方法相似。

牙膏的选择：牙膏主要组成部分包括摩擦剂、胶粘剂、防腐剂、甜味剂、芳香剂、洁净剂、润湿剂和水等。还可以根据不同需要加入不同药物，成为药物牙膏。药物牙膏可分为以下几类：氟化物牙膏、防龋非氟化物牙膏、牙周药物牙膏、脱敏牙膏等。

牙膏的作用：消除或减轻口腔异味，保持口气清爽；帮助去除食物残渣、软垢和牙菌斑，保持清洁、美观和健康；在牙膏中加入不同药物，可使牙膏具有特殊功效。

每一种刷牙方法都有不同的适用人群，应根据每一个人不同牙齿及牙周组织状态选择适宜的牙刷、刷牙方法以及牙膏。

② 口腔卫生辅助用品

用以辅助刷牙清除食物残渣与软垢，如使用牙线、牙签、牙间刷、橡胶按摩器等。

③ 预防性清洁术和洁牙术

由专业人员用橡皮杯和含氟化物的糊剂等打磨用具磨光牙面、去除牙菌斑的方法称为预防性清洁术；而洁牙术是由专业人员进行洁治磨光，去除牙石的一种方法。可分为龈上洁治术和根面平整术两种方式，有手工器械洁治，也可用超声波仪器洁治两种方法除去龈上、龈下的菌斑和牙石。对于牙龈炎病人，每 6–12 个月做 1 次洁治可有效维护牙周健康。但根面平整术不适宜用于健康牙周部位，以避免导致牙周附着丧失。

（三）其他相关因素控制

局部不良因素影响牙周健康，去除不良因素是预防牙周疾病的重要手段。如食物嵌塞时，应找出造成的原因，采取相应的方法及时去除；因咬合创伤造成的牙周疾病应及时调k，尽量减少创伤，促进愈合；对因咬合不平衡导致牙周组织损伤，应预防和矫治错颌畸形；如有牙体、牙列损伤和缺失，制作精良合理的修复体来恢复功能性刺激是维持牙周健康的基础；进行口腔健康教育，加强口腔卫生保健意识，戒除不良习惯，减少吸烟对牙周组织造成的损害。

（四）预防牙周疾病的健康教育

通过有效的健康教育，提高人群维护牙周健康的积极性和主观能动性。

提高宿主的防御能力，保持健康的生理和心理状态，控制局部和全身因素对牙周组织的影响。

开展口腔卫生训练，正确使用口腔卫生用品和药物，清除牙菌斑和其他有害刺激，保持清洁的口腔环境，养成良好的口腔卫生习惯。

完成牙周保健计划，维持牙周治疗的疗效。

第三节　口腔癌的预防

一、口腔癌流行病学

（一）吸烟和饮酒与口腔癌的关系

吸烟被认为是引起口腔癌发生发展的最危险因素。许多研究检测了吸烟与口腔癌的关系，如罗德里格斯（Rodriguez）等分析了两个病例对照研究的数据，发现年轻人中 77% 的口腔癌和喉癌病人吸烟，且重度吸烟者患口腔癌和喉癌的危险性是正常人的20.7倍。

[1]另一项病例对照关联研究发现，在意大利和瑞士男人中吸烟可使患口腔癌的危险性显著增加。同时他们还发现如果吸烟水平保持稳定，那么病人患口腔癌的危险性随着饮酒水平的增高而显著增高，且吸烟和饮酒对于口腔癌的发生具有协同效应。[2]吸烟和饮酒协同增加口腔癌的发病风险这一发现也被多项研究证实。此外，有研究证实在不吸烟人群中，饮酒可显著增加患口腔癌的风险性。

（二）饮食与口腔癌的关系

虽然大量的研究重点探讨了吸烟和饮酒与口腔癌的关系，然而有证据证实肉类、蔬菜和维生素等的摄入可能与口腔癌的发生关联。一项病例对照研究在将近 4000 个病人中检测了食肉与口腔癌的关系，发现大量食用红肉可使口腔癌的发病风险增加约 4 倍同时有研究显示纤维的摄入对口腔癌的发生有保护作用。[3]同时，饮食中维生素 C 的摄入可显著降低口腔癌的发病风险。然而也有研究指出，维生素 C 对口腔癌的保护效应很难与食用水果蔬菜的效应区分开

① Rodriguez T，Altieri A，Chatenoud L，et al. Risk factors for oral and pharyngral cancer in young adults[J].Oral Oncol，2004，40（2）：207-213.

② Franseschi S，LeviF，La Vecchia C，et al.Compurison of the effect of smoking and alcohol drinking between oral and pharyngeal cancer[J].Int J Cancer，1999，83（1）：1-4.

③ De Stefani E，Aune D，Boffetta P，et al.Sulted meat consumption and the risk of cancer：a multisite case-control study in Uraguay[J].A-sian Paxi J Cancer Prev，2009，10（5）：853-857.

21。食物中补充维生素 E 也能显著降低口腔癌的发病风险。其他多项研究也显示食用水果、蔬菜、鱼对口腔癌的发生都有保护作用。此外，维生素 D 也对口腔癌有保护作用，重度吸烟者并伴有低维生素 D 膳食患口腔癌的 OR 为 10.4（95%CI=6.9–15.5），重度饮酒者并伴有低维生素 D 膳食患口腔癌的 OR 为 8.5（95%CI=5.7–12.5）。[①]因此，饮食因素在口腔癌的发生和发展中起着非常重要的作用。

（三）遗传因素与口腔癌的关系

菲亚尔卡（Fialka）等采用微阵列方法进行了基因表达研究，发现与癌旁正常组织相比，口腔癌组织中有 601 个基因表达显著改变，在疾病早期，FMO2、CPA6、TNC 和 SLAT1 基因表达显著增高。[②]有研究显示在 33% 的槟榔相关的口腔癌病人中可扩增出表皮生长因子受体（EGFR），与癌旁正常组织相比，口腔癌组织中 EGFR 的拷贝数增加，免疫反应性增强，提示槟榔相关的口腔癌的发生可能与基因组扩增从而激活 FGFR 信号通路有关。部分研究学者检测了代谢致癌原的酶—谷胱甘肽转移酶 GSTM1、GSTT1、GSTP1 基因多态性与口腔癌的关系，发现他们之间没有关联。

---

① Lipworth L，Rossi M，McLaughlin JK，et al. Dietary vitamin D and cancers of the oral cavity and esophagus[J].Ann Oncol，2009，20（9）：1576-1581.

② Fulka F，Gruber RM，Hitt R.et al.CPA6.FMO2，LGII，SIATI and TNC are differentially expressed in early- and late- stage oral squamous cell carcinoma-a pilot study[J].Oral Oncol，2008，44（10）：941-948.

[1]谢里福卢（Serefoglou）等L211研究提示影响白细胞介素IL–4、IL–6、L–8、IL–10以及肿瘤坏死因子α（TNF–α）基因表达的功能性多态性可显著增加口腔癌的发病风险。[2]无烟烟草能够诱导TNF–α及其受体在口腔癌中超表达，与正常对照相比，TNF–α–308G等位基因频率在口腔癌病人中显著降低，A等位基因显著增高；口腔癌患者中TNFR1–609 TT和TNFR21690 CT基因型频率显著低于正常对照，提示这些多态性可能与口腔癌关联。有研究提示COX–2–765 GG基因型对口腔癌的发生有保护作用，p53基因密码子72多态性与口腔癌无关联。

（四）遗传因素和环境因素的协同效应与口腔癌的关系

酒中的乙醇被认为是致癌原，乙醇主要在小肠中被吸收，然后在肝脏中代谢。乙醇脱氢酶（ADH）可将乙醇氧化成乙醛。研究发现亚洲人群中携带ADH1B*1/*1基因型的重度或中度饮酒者发生口腔癌的风险显著增高；ADHIB基因多态性与饮酒在口腔癌的发生中存在相互作用（P=0.035）。扎弗拉斯（Zavras）等发现在白种

① Hatagima A，Costa EC，Marques CF，et al. Glutathione S-transferase polymorphisms and oral cancer：a case-control study in Rio de Ja-neiro，Brazil[J].Oral Oncol，2008，44（2）：200-207.

② Serefoglou Z.Yapijakis C.Nkenke E，et al.Genetic association of cy-tokine DNA polymorphisms with head and neck cancer[J].Oral On-col，2008，44（12）：1093-1099.

人中，携带 ADHIC*1/*2 基因型的重度饮酒者发生口腔癌的风险增高。[①]MTHFR1298A/C 多态性可导致 Glu/Ala 的改变，从而使酶活性下降，如 CC 基因型的酶活性只有 AA 基因型的 60%，研究提示白种人中携带 CC 基因型的中度饮酒者发生口腔癌的风险增高。

总之，在口腔癌的发生发展中，多个基因、多种环境因素以及他们的协同效应都起到了非常重要的作用。口腔癌的流行病学研究有利于疾病的预防、治疗和早期诊断。

二、口腔癌的诱因

目前的研究结果普遍认为，肿瘤的发生是多种因素综合作用的结果，口腔癌的发生也不例外。导致口腔癌发生的病因可以大致分为内在因素和外在因素。

内在因素包括遗传易感性、精神心理因素、机体免疫因素、激素水平以及各种基因突变等。需要强调的是，口腔癌与其他大多数肿瘤一样不是直接遗传的，而是通过遗传"易感性"的方式表现出来，这是一种容易患癌的个体素质，需要在其他因素共同作用下才会导致癌症发生。但是有明确癌症家族史的个体需要更加警惕。精神心理状态对于口腔癌的发病同样存在影响，保持积极向上、乐观

---

① Zavras Al，Wu T，Laskaris G，et al. Interaction betwen a single nu-cleotide polymorphism in the alcohol dehydrogenase 3 gene，alcohal consumption and oral cancer risk[J].Int J Cancer，2002，97（4）：526-530.

开朗的心态对于预防口腔癌的发生很有帮助。

外在因素包括物理和化学等多方面因素。需要指出的是，口腔癌的发生与吸烟、饮酒存在较为明确的相关性，烟草中含有多种突变剂，与口腔癌有密切关系，而酒精是癌的促进剂，既吸烟又嗜酒的人发生口腔癌的可能性增加30倍。咀嚼烟草比吸烟导致口腔癌的危害更大。在中国南方的湖南、海南等地，不少人有咀嚼槟榔的习惯，这是导致上述地区口腔癌高发的重要因素。长期慢性刺激可疑成为致癌因素，患者口腔中的残根、锐利的牙尖、不合适的假牙等长期、经常刺激相应部位口腔黏膜，可产生慢性溃疡乃至癌变。长期吸雪茄烟和烟斗的人容易发生唇癌；阳光照射是皮肤癌的发病原因之一，尤其会增加唇癌的发病危险。

多种药物会增加肿瘤发生的危险性，使用免疫抑制剂会增加口腔癌的发病危险。还有研究证实病毒，尤其是人类乳头状瘤病毒感染可能诱发口腔癌。营养不良，尤其是维生素A及微量元素缺乏，可引起口腔黏膜上皮增厚、角化过度，也与口腔癌的发生有关。

三、口腔癌的预防措施

口腔癌的预防主要包括三级预防措施：口腔癌的一级预防（primary prevention），是病因预防，目的是减少危险因素暴露、增强健康体质，预防口腔癌的发生；口腔癌的二级预防（secondary prevention），是临床前预防，通过检查癌前病变或发现早期癌症患者，实现早发现、早诊断、早治疗；口腔癌的三级预防（tertiary prevention）是临床预防，通过医院内的治疗，降低患者口腔癌的复发率，降低肿瘤治疗带来的并发症的发生率，从而获得较好的治愈率、生存率提高患者的生存质量、促进患者顺利回归社会。口腔癌的三级预防措施是口腔癌治疗过程中的一个不可或缺的组成部分，是提高口腔癌治疗效果、降低人群中口腔癌发生率的重要措施。

（一）口腔癌一级预防的临床实施

从引起癌症的病因入手，进行预防。目标人群是健康群体，预防措施的目的是降低人群中口腔癌的发病率。一级预防是根本的防治口腔癌的方法，对社会公共卫生及个人健康的保持与完善是最好的方法。口腔癌一级预防首先要明确口腔癌的致病原因，通过预防措施的实施消除危险因素的暴露，对特殊人群采取特殊的保护措施，工作对象是整个社会人群。口腔癌的发生与环境因素、宿主因素以及环境因素与遗传易感性因素的相互作用等综合因素有关。吸烟、饮酒过度、咀嚼槟榔是口腔癌的重要危险因素，此外，家族及遗传易感性、职业因素（阳光辐射、户外工作等）、环境污染、免疫抑制因素、吸大麻、含酒精 25% 的漱口剂、病毒感染（EB 病毒 HPV16）、真菌感染（白念珠菌）、饮食与营养因素、牙体及修复因素、口腔卫生状况、牙列状况（缺牙数量、修复体及质量、锐利或折裂牙）、白斑、扁平苔藓、红斑、口腔黏膜下纤维性变、体重指数高、缺少运动等是口腔癌发生的可能危险因素。因此，接诊医师必须建议高风险患者即可能有恶性疾病的患者停止吸烟。我们通过在电视台做口腔癌专题节目，向社会大众广泛宣传口腔癌的相关健康常识，结合典型病例在报纸和科普杂志上发表相文章，面向读者，通过具体的病例深入浅出地宣传口腔癌发病的相关因素。一级预防主要的途径是面向社会大众的媒体，通过各种媒体，采取多种形式的宣传教育手段，使普通人群消除或减少各种致癌因素暴露，在口腔癌高发区，开展各种宣传，促使居民改变饮食结构和习惯。戒烟、适量饮酒、合理饮食、保持良好的口腔卫生习惯和健康的精神状态，增强体质，这些都是预防口腔癌发生的有效的一级预防措施。

（二）口腔癌二级预防的临床实施

二级预防（secondary prevention）即临床前预防，是筛检癌前病变或早期癌症病例，做到早发现、早诊断、早治疗，因为癌症在自然病程的早期阶段被发现，很容易治愈。口腔癌的发生、发展是一个渐进的演变过程，时间可从数年到数十年。口腔癌的发生发展阶段为增生、不典型增生、原位癌、早期浸润、浸润癌。目前已经明确的口腔癌癌前病变或状态包括口腔白斑、红斑、扁平苔藓、口腔黏膜下纤维性变、慢性光化性唇炎和口腔黏膜溃疡等。因此，口腔癌的二级预防主要是针对高危人群进行定期普查、筛查，及早发现癌前病变和早期癌，及时给予诊断和治疗，有效预防口腔癌的发生，降低死亡率。我们的做法是加强口腔癌相关知识在全院医务人员中的普及、加强口腔颌面肿瘤专科会诊。通过设立固定的口腔颌面肿瘤专科门诊，使在我们口腔医院就诊的患者如果需要口腔肿瘤方面的检查、预防咨询时，可以随时方便地得到满足。人群就医的便捷性是预防工作开展与取得效果的非常重要因素，只有患者可以随时方便地得到正规的医疗服务，他（她）们才有可能对于并不太严重的口腔疾患就诊，如果看病很难，患者就会放弃，觉得口腔病没有什么大的问题，等一等再看，这样往往会错失早发现、早诊断、早治疗的时机。随着对口腔癌预防的深入认识，可以考虑成立专门的口腔癌预防门诊，更加方便地满足人群中需要咨询口腔肿瘤相关需求医疗。设立专门的网络平台，安排专业人员负责回答完善的咨询，基于互联网的口腔癌预防专业网站建设是一个发展方向。

（三）口腔癌三级预防的临床实施

三级预防（tertiary prevention）即临床（期）预防，是指通过治疗，降低癌症复发率，降低并发症发生率。口腔癌治疗的总体目标是防止控制肿瘤、减少口腔功能障碍。常用的方式是多学科综合诊断和治疗，通过口腔肿瘤外科专家、肿瘤内科专家、放射治疗专家、病理学专家、影像医学专家、心理学专家、营养学专家、护理专家等，通过多学科讨论，形成最佳诊疗方案，达到消灭癌症，恢复功能，促进康复，提高患者患癌后的生存质量。因此，围绕手术治疗后的长期复诊、康复训练、生活行为改变等方面实施预防，主要包括定期复查、合理饮食及心理干预。定期复查。按照治疗后复查时间点安排患者复查，术后1年、术后2年、术后3年均要坚持3–4次/年随访；术后4年、术后5年坚持2次/年随访；术后5年以后，1次/年随访。复查内容包括原发肿瘤局部情况、转移灶局部情况，远处转移可能病灶（肺部，等）情况。采用B超、CT、磁共振等影像检查手段复查。定期复查还要注意患者的生活情况、心理情况等。合理饮食、心理干预对于口腔癌患者保持良好的免疫状态具有重要意义。

在口腔癌的三级预防中，对患者进行正确的心理干预，越来越显示出重要性。通过心理干预，提高口腔癌患者对疾病的了解程度，提高患者对治疗的依从性，可以明显加强癌症的治疗效果，还对避免、化解可能存在的医患纠纷医患矛盾具有重要意义。口腔癌患者往往担心癌症复发、转移，担心家人的不理解以及治疗造成的经济困难，通过加强心理疏导，展示已经完成的成功治疗的病例，稳定患者情绪，使患者看到良好的治疗预期。心理辅导是经常性的工作，在患者住院期间因为与医护人员接触时间较多容易得到心理辅导、心理疏解，出院回家以后，心理问题往往得不到及时的解决，所以口腔癌患者的随访工作就具有特殊意义。负责复诊、随访的医生、护士要热情真诚地对待随访患者，倾听患者的困惑与要求，用专门的医学知识、心理学知识予以解释，使患者能够采取积极、主动的态度面对心理困惑。对于口腔癌患者的家庭成员也要进行专门的辅导，让患者家属注意到了解患者的心理的必要性与重要性，给予患者正确的心理支持，进行随时随地的心理疏导，在家庭里要给患者创造倾诉发泄的机会，以稳定的患者的情绪。对家庭成员进行随访教育，让家庭成员充分认识到癌症治疗与康复是一个长期反复的艰巨过程，随访复诊是治疗的延续，向患者亲属详细讲解随访复诊计划，积极争取家庭支持。三级预防重要的一个环节是患者出院后在家庭里的生活状态，通过教育，使患者亲属能够从精神上给予患者以安慰，从生活上给予照顾，注意给患者创造良好的家庭氛围，使患者充分感受到亲人的理解和支持，坚定战胜疾病的决心与勇气。

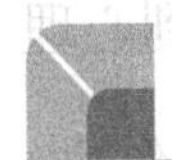

第四章　口腔常见病诊治

口腔疾病是列于普通感冒之后，人体最易得的疾病之一。引起口腔疾病的原因很多，主要是由于口腔中的天然菌系受到破坏以及人体口腔中防御机制缺陷所致。其中发病率最高的是龋病和牙周炎。了解一些口腔病诊治常识，有助于提高生活质量，远离牙病困扰。本章主题为口腔常见病诊治，分为牙齿相关常见病的诊治、口腔黏膜常见病的诊治、非口腔疾病的口腔表征三节。

第一节　牙齿相关常见病的诊治

一、龋病的诊治

龋病是指牙体组织被腐蚀、软化、崩解，造成牙体缺损的一种疾病，称作龋病，俗称“虫牙”。龋病好发于后磨牙，其次是前磨牙、上切牙及其他牙。每个牙多从窝沟先发病，其次是邻接面和牙颈部，故临床上分为k面龋、邻面龋、颈部龋、颊面龋和舌面龋。本病临床表现以牙体变色、缺损而形成窝洞为主要特征。在中医学上称为“虫牙”“虫齿”“蛀牙”。[1]

（一）诊断标准

1. 浅龋

窝沟处呈墨浸状，平滑处呈白垩色或黑褐色，探查有粗糙感，探针可进入釉质内。无自觉症状。

2. 中龋

有明显龋洞；探查洞底出现敏感症状；有温度及化学性刺激痛。

3. 深龋

龋洞底达牙本质深层；探查疼痛明显，对温度、化学性刺激疼痛较重无自发痛或偶自发痛史。

（二）疗效判断标准

1. 治愈

主观症状和客观指征消失；牙体外形及功能恢复；病变停止进展。

2. 好转

主观症状和客观指征消失；牙体外形未能完全恢复。

---

①李月恒. 龋病风险评估及管理实用技术 [M]. 重庆：重庆出版社，2018.

二、牙髓病的诊治标准

牙髓病是指牙髓组织发生的病变。按临床表现和组织病理变化，分为牙髓炎、牙髓坏死、牙髓坏疽和牙髓变性。本病临床表现以牙齿不同性质的疼痛为主要特征。在中医学上属“牙痛”病范畴。

（一）诊断标准

1. 急性牙髓炎

牙体有缺损；有自发性剧痛，并可放射到颞部和面部；温度刺激疼痛加重，不能准确定位。

2. 慢性牙髓炎

大多数牙髓暴露，并有活力；有自发痛史，多呈持续性钝痛，能定位痛牙；温度刺激痛不剧烈。

3. 牙髓坏死、坏疽

有外伤或化学药物刺激史；有自发痛史；牙冠变色；牙髓无活力，开髓后有臭味。

（二）疗效判断标准

1. 治愈

治疗后一年内无自觉症状；无叩痛；X 线片显示根尖正常。

2. 好转

急性症状消退，或症状体征消失；X 线片显示根尖周膜间隙增宽，骨硬板未恢复正常。[①]

三、牙周病的诊治标准

牙周病是指牙周支持组织呈慢性进行性破坏的一种疾病。按临床表现分为牙周炎、牙周脓肿和牙周变性。本病临床表现以牙周流脓，牙齿松动，牙龈萎缩为特征，在中医学上属“牙宣”“齿动摇”“齿豁”病范畴。

（一）诊断标准

牙面有菌斑、牙石、食物嵌塞、创伤性咬k及不良修复体。

牙龈有不同程度的炎症，点彩消失。

牙周袋形成，袋内溢脓。

X 线片，显示牙槽骨有吸收现象。

（二）疗效判断标准

1. 治愈

炎症消退，牙周袋消失，咀嚼功能恢复。

①陈乃焰. 实用牙髓病诊疗学 第 3 版 [M]. 北京：世界图书出版公司，2017.

X线拍片，显示牙槽骨吸收呈静止状态，骨质有新生现象。

2. 好转

炎症消退，牙周袋变浅，咀嚼功能改善。

X线片，显示牙槽骨吸收情况稳定。

四、冠周炎的诊治标准

冠周炎是指因智齿（俗称尽头牙）萌出不全而引起牙周围软组织发生的急性炎症。智齿冠周炎是以第三磨牙周围肿痛、开口障碍为主要特征。在中医学上属“牙齿交痛”“合架风”“咬牙风”病范畴。

（一）诊断标准

第三磨牙萌出不全，牙冠周围软组织表现红、肿、痛等炎症现象，龈袋和盲袋内有脓性分泌物溢出。

具有不同程度的开口障碍。

白细胞计数增多，颌下淋巴结肿大并有压痛，重者伴有发热、面颊肿胀、全身不适症状。[①]

①于宗河. 医患对话90阻生智齿与智齿冠周炎[M]. 北京：科学普及出版社，2003.

（二）疗效判断标准

1. 治愈

局部红肿疼痛及全身症状消退；开口度及咀嚼功能恢复正常。

2. 好转

全身症状消失；局部红肿疼痛减轻

第二节　口腔黏膜常见病的诊治

一、复发性口腔溃疡的诊疗标准

复发性口腔溃疡亦称阿弗他口炎、复发性口疮。按溃疡数量和病情轻重分为：轻型口疮、口疮性口炎、腺周性口疮或复发性坏死型黏膜腺周围炎。本病以口腔无角化黏膜浅层溃疡，剧烈疼痛，周期性或无规律反复发生为其特征。在中医学上属“口疮”“口疡”“口破”病范畴。

（一）诊断标准

溃疡发生于口腔内任何黏膜部位，表面有纤维性假膜，不易拭掉。

溃疡直径一般在1cm以内，数量不等，在1–2周内可自行愈合，不留疤痕。腺周性溃疡一般只1个，直径超过1cm，愈合后留有疤痕。

溃疡反复发生，周期不定，此起彼伏，缠绵不断。

（二）疗效判断标准

1. 治愈

溃疡愈合，间隙期延长至半年以上不复发。

2. 好转

溃疡数量减少，直径变小，病程缩短，间隙期延长。

二、疱疹性口炎的诊疗标准

疱疹性口炎又称单纯性疱疹、复发性单纯疱疹。本病因水疱破裂后形成溃疡，在中医学上属“口疳”“口糜”病之类。

（一）诊断标准

口内黏膜上有成簇小溃疡或融合成片的大溃疡，边缘不齐，表面有黄白色假膜，周围充血，有疼痛。

牙龈充血肿胀，呈暗红色，触及出血。

口周皮肤有散在或成簇小水疱。

患儿流涎、拒食

颌下淋巴结肿大，并有压痛。

发病前有突然发热史，随着口腔病变加重而发热下降。

（二）疗效判断标准

1. 治愈

溃疡面愈合，黏膜色泽恢复正常。

2. 好转

所有症状减轻。

三、口腔白念珠菌病的诊疗标准

本病以口腔黏膜布满白膜为其特征。在中医学上亦称“雪口”“鹅口疮”“燕口疮”“白口糊”等。

（一）诊断标准

多发于婴幼儿，发病急骤，全身症状轻，病损呈白色小点或白色丝绒状，隆起于黏膜表面，不易拭去。

儿童与成人发病缓慢，病损呈白色斑点或条索状或鱼纹状，义齿基托覆盖处有弥散性红斑。

涂片检查可见菌丝和孢子，菌培养有白念珠菌生长。

（二）疗效判断标准

1. 治愈

病损消退黏膜恢复正常

2. 好转

所有症状减轻。

四、多形渗出性红斑的诊疗标准

本病发生于皮肤和黏膜，属于变态反应性疾病。本病以口腔黏膜大面积红斑和糜烂为主要特征。因与冷风吹有关，在中医学上属“口糜”“寒疮”病类。

（一）诊断标准

发病急骤、病程短、可复发。

有发热、咽喉痛、关节痛等前驱症状。

黏膜上大面积红斑和糜烂，疼痛剧烈，易出血，有血性结痂。

唇红部水肿，皮肤（多见于掌、足底）损害为虹膜状红斑。

（二）疗效判断标准

1. 治愈

症状、体征消退、黏膜恢复正常。

2. 好转

症状、体征减轻。

五、涎液囊肿的诊疗标准

口腔涎液囊肿发生在大的涎腺称涎腺囊肿，发生在黏膜小腺体称黏液腺囊肿。涎腺囊肿多发生于舌下腺，称舌下腺囊肿，又称“蛤蟆肿”。黏液腺囊肿多发生于下唇、口底黏膜、颊部黏膜及舌背。本病发病缓慢无明显症状、囊体柔软为其特征。在中医学上属“痰包”“痰核”“垂舌”病范畴。

（一）诊断标准

无明显症状，可反复发作，囊壁破裂时溢出黏稠透明液体。

舌下腺囊肿位于一侧舌下区，边界不清，穿刺可抽出淡黄色透明黏液。

黏液腺囊肿位于黏膜下，有黄豆大小。

囊肿呈淡蓝色、柔软、无压痛。

（二）疗效判断标准

1. 治愈

肿块及体征完全消失，不在原部位复发。

2. 好转

肿块缩小或消退，但经过一段时间又在原部位复发。

六、坏死性龈口炎的诊疗标准

本病是龈缘及龈乳头坏死而波及唇、舌、腭、咽峡等部黏膜的一种疾病。因表面有假膜覆盖，又称溃疡假膜性口炎，因系螺旋体感染所致，又称梭形螺旋体口炎或奋森氏口炎。本病多发于冬春季节，好发于儿童和青年，发病快是其特点。在中医学上属“牙疳”“黑疳”病范畴。

（一）诊断标准

起病急，全身乏力，发热。

龈缘、龈乳头坏死，表面有灰白色、灰黄色假膜，拭去假膜易出血。

局部疼痛，涎液多而黏稠。

口内有腐臭味。

坏死组织涂片，可见大量梭形杆菌和螺旋体。

（二）疗效判断标准

1. 治愈

症状、体征消失，溃疡愈合。

2. 好转

症状消失、溃疡愈合，但牙龈呈慢性炎症，仍有口臭。

第三节　非口腔疾病的口腔表征

一、造血系统疾病的口腔表征

（一）贫血

1. 缺铁性贫血

唇、舌、牙龈黏膜苍白，有异物感，口干，舌烧灼痛，对刺激敏感。舌面丝状乳头和菌状乳头消失，舌面光亮可出现口角炎，口角皲裂，严重时黏膜萎缩，吞咽困难。

2. 巨幼红细胞性贫血

早期舌痛，广泛发红，呈鲜牛肉色，舌面丝状乳头菌状乳头消失。舌面光滑，味觉迟钝，消失时有白斑，伴有剧痛，形成萎缩性舌炎。

3. 再生障碍性贫血

口腔黏膜苍白，有紫色淤点、淤斑或血肿，牙龈易出血，常反复感染发炎，严重时发生坏死性溃疡，口臭明显。

（二）白血病

牙龈增生、肥大、水肿、苍白，外形不整，呈结节状。质地松软，自发性出血，有淤点、淤斑或血肿，表浅溃疡，不易愈合，牙龈坏死，牙周袋溢脓，牙齿疼痛松动，口臭明显。

（三）粒细胞缺乏症

常伴有坏死性溃疡，表面呈灰黑色，有线条状假膜，少量渗血，腐败性口臭，伴有疼痛，流涎，淋巴结肿大。

（四）血小板减少性紫癜

血小板减少性紫癜是一种出血性疾病，牙龈自发性出血，唇、舌、腭、颊黏膜有淤点、淤斑、血肿、色红、有糜烂面和溃疡面，易继发感染。

（五）血友病

血友病是一种出血性疾病。牙龈自发性出血，轻微刺激，会长时间渗血、出血。

二、维生素缺乏症的口腔表征

（一）维生素 B2 缺乏病

维生素 B2 缺乏病主要表现为血管增生性角膜炎，干痒性皮炎或脂溢性皮炎，阴囊会阴皮肤瘙痒症。口腔表征为口角炎对称性口角湿白糜烂、裂缝、自发性疼痛，偶有唇肿胀，干燥脱屑，剥脱糜烂，烧灼感和刺痛。舌体肿大，充血色鲜红，舌乳头萎缩消失、裂纹、溃疡。

（二）维生素 C 缺乏症（坏血病）

维生素 C 缺乏症主要表现为全身性出血现象（皮肤、内脏出血点、血尿、便血），口腔表征表现为牙龈出血、肿胀、肥大乃至溃疡、糜烂。

（三）维生素 PP 缺乏症（糙皮病）

维生素 PP（包括烟酸和烟酰胺）缺乏症，主要表现为皮肤瘙痒、皮炎、粗糙鳞屑、红色斑片、脱屑和痴呆。口腔表征表现为舌炎，口炎。舌乳头先肥大后萎缩，舌面光秃发红，小溃疡对刺激敏感。亦可累及唇颊、口底、腭喉黏膜。

三、急性传染病的口腔表征

（一）猩红热

猩红热是由溶血性链球菌感染的多发于儿童的急性传染病。主要症状是起病急，高烧，头痛，咽痛，全身出现弥漫型鲜红色斑疹。口腔表现为面部潮红，口周苍白，黏膜红肿，有灰黄色渗出物，悬雍垂及腭部有明显的红斑，舌菌状乳头充血肿大，形成特征性“草莓舌”。

（二）白喉

白喉是由白喉杆菌引起的多发于儿童的呼吸道急性传染病。主要症状是高烧，头痛，咳嗽，声音嘶哑，呼吸困难，精神萎靡等。口腔表现为咽喉、悬雍垂、扁桃体等口腔黏膜出现大面积的灰白色假膜不易拭去。强行撕去假膜，则留下出血的创面。

（三）麻疹

麻疹是由麻疹病毒引起的多发于儿童的急性传染病。主要症状是发烧、咳嗽、流涕、结膜充血，继而皮肤出现红色斑丘疹。口腔表征为黏膜充血，粗糙，颊黏膜出现蓝白色或紫色小斑点，周围有红晕环绕的“麻疹黏膜斑”。

四、其他疾病的口腔表征

（一）口眼干燥综合征

此病又称舍格伦综合征，是一种自身免疫性疾病，多发于40–50岁妇女。主要症状是内分泌腺的进行性破坏而导致的黏膜发炎，结膜炎，类风湿性关节炎。口腔表征为黏膜干燥，唾液呈泡沫状、粘丝状，咀嚼吞咽食物困难，牙垢沉积，引起进行性龋病和环状龋。舌乳头萎缩，有舌裂。腮腺等唾液腺肿大。眼睛畏光、干燥，导致结膜炎和角膜炎。

（二）克罗恩病

克罗恩病是一种原因不明肠道炎症性疾病，好发于青壮年。主要症状是发病缓慢，腹泻、发热、贫血、体重下降、腹部肿块、肛门病变。口腔表现为反复发作性口腔溃疡，好发于颊、唇、牙龈黏膜、龈颊沟溃疡呈线状，牙龈增生呈颗粒状。

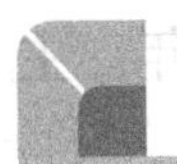

第五章　常见口腔治疗技术及药物

本章围绕常见口腔治疗技术及药物这一主题展开论述，分为三节：牙齿相关疾病治疗技术及药物、口腔黏膜疾病治疗技术及药物、拔牙技术及并发症药物。

第一节　牙齿相关疾病治疗技术及药物

一、牙体病治疗技术及药物

（一）牙体病治疗技术

1. 充填术

（1）银汞合金充填法

银汞合金充填材料中历史最长，使用最多的一种材料。

①适应证

磨牙及前磨牙龋蚀损害能备洞者。承受咬合力的Ⅰ、Ⅱ类洞和后牙Ⅴ类洞，尖牙的远中邻面洞和不要求美观的前牙洞，套卡环基牙的洞。

大面积龋损时配合附加固位钉的修复。

牙体桩冠修复的桩核，全冠修复的内层充填体。

② 操作方法

开阔洞口，决定洞形；用温热水冲洗龋洞内残渣；用棉球拭干后检查龋蚀损害的位置，深度及范围；观察患牙牙面解剖外形特点；去除龋坏组织，尽量保留健康组织。

用锐利挖匙操作法去除，以免钻头摩擦产热，损伤牙髓。

龋损达牙本质三分之一时，用大圆钻慢速去除。

龋损局限于牙本质外三分之一时，可用高速钻去除。

备洞：根据选用的充填材料，将缺损部位修整成规定的形状，洞底必须平整，若洞底过深应予垫平。银汞合金充填的窝洞，洞缘角应成直角，不宜在釉质壁磨制短斜面，否则，易出现充填体边缘碎裂。

窝洞清理、防湿、消毒：先用水枪清理，再用气枪吹干，然后用樟脑酚合剂、麝香草酚或酒精消毒。复面洞要使用成型片和楔子，并与牙齿紧密接触，确保修复体无空隙，具有正确外形。

垫底：中度窝沟用磷酸锌水门汀垫底，基底厚度以保持银汞合金厚度不小于 1.5mm 为准。深度窝沟先用氧化锌丁香油糊剂垫底，再用磷酸锌水门汀垫底。

充填：现调银汞合金并及时充填，以免延时过长导致银汞合金强度下降，蠕变率与含汞量增高。充填时，用输送器将银汞合金送入窝洞，应以少量多次充填。

修复体成形：充填完毕进行刻形，已建立良好的洞缘结构，恢复牙齿固有生理形态，减少腐蚀，延长修复寿命。

磨光或抛光：抛光可于充填后 24–48 小时后进行，用细刃精修钻在慢速轻压下，由修复体向牙体方向移动，钻的转动方向应一致，达到最高均匀度和光洁度，以减少菌斑，食物残渣滞留，便于检查咬合关系。

（2）复合树脂充填法

复合树脂是在有机合成树脂内加入大量经特殊处理的无机物而形成的一种充填材料。其特点是美观，简便快速、效果好，但耐磨性较差。

① 适应证

前牙冠部缺损的Ⅰ类、Ⅲ类、Ⅳ类洞和后牙Ⅴ类洞的修复。

后牙大面积缺损的Ⅰ类、Ⅱ类洞及Ⅳ类洞。

光敏固化复合树脂，修复Ⅳ类洞。大面积龋损的修复，必要时可增加固位钉。

② 操作方法

确定洞形开口，去除腐质。

制备洞形：利用残冠，制备弧形倒凹，鸠尾等，使洞缘线和点，线角区圆滑，尽可能增加机械固位型，增大牙釉质黏结面，可适当保留不直接承受咬合力的无基釉。已做过根管治疗的残冠，可利用根桩固位。

窝洞清理、防湿、消毒：先用水枪清理，再用气枪吹干，然后用酒精消毒。（注意复合树脂充填不能用酚类消毒）

牙面酸处理：用 30%–50% 磷酸，反复涂擦 1 分钟（死髓牙 2 分钟），再用清水清洗酸液。

垫底：为避免复合树脂对牙髓的刺激，可用氢氧化钙粘固粉在洞底补垫。

（3）玻璃离子水门汀充填法

玻璃离子水门汀，对牙髓刺激较轻，可与牙齿硬组织黏结，但抗压强度及耐磨性较低。

① 适应证

适用与乳牙充填；适用Ⅲ、Ⅴ类洞充填，特别是牙颈部楔形缺损的修复；适用于根面龋的充填；可用作垫底，粘固冠桥的材料；可用作窝沟封闭剂，以预防龋病。

② 操作方法

去除牙齿腐质；制备洞形；窝洞清理、防湿、消毒；调制比例粉。用塑料调拌刀，分次逐渐调合成黏稠固块；用塑料充填器，将充填材料沿洞壁送入洞内，注意排出空气泡。修复牙颈部楔形缺损时，在材料固化前及时沿沟缘除去多余材料，以免硬固化后刺激牙龈；磨光或抛光。

（4）复合材料充填法

亦称复合体充填法。充填材料会有复合树脂和玻璃离子两种材料，既有复合树脂的耐磨性又有玻璃离子的黏着性，若为含氟离子则具有防腐作用。

① 适应证

楔形缺损；前牙切角少量缺损；龋齿；釉质发育不全。

② 操作方法

清洁牙面，去除菌斑和软垢。

若为龋病应去腐备洞，若充填楔形缺损，应清除牙面菌斑和软垢，以免充填物脱落。

涂二合一处理剂：用一次性小刷棒子蘸处理液涂于患部，待20秒钟后用气枪吹匀，用光固化灯照射20秒钟，再涂一次处理剂，立即用气枪吹匀，光照20秒钟。

充填：将复合体材料填入窝洞或缺损部位（材料过厚应分层充填），光照20–40秒钟。

修整充填部位。

③ 注意事项

二合一处理剂是牙本质处理剂与牙釉质黏合剂合二为一，涂处理剂后，不必吹干牙面，以免影响黏结效果。

二合一处理剂含有丙酮，易挥发，用后立即盖好瓶盖。

2. 再矿化治疗法

（1）适应证

釉质龋、根面龋、静止龋；重症釉质发育不全，有发生龋病趋势的牙齿；作外脱色治疗的牙齿。

（2）治疗方法

清除牙面菌斑和软垢，清水冲洗后吹干牙面。

涂 75% 氟化钠甘油糊剂，三分钟后漱口。

成年人每天用矿化液（含氟化物及钙盐）漱口治疗。每日 3 次，每次 3 分钟，连漱两个月；儿童用氟化凝胶托盘咬合治疗。咬合 4 分钟后取出（半小时内不喝水、进食、漱口），3–6 个月重复处理；氟离子透入治疗，将浸有 2% 氟化钠溶液的棉条放于托盘内送入口腔轻轻咬合，握住用生理盐水包裹的透入仪金属手柄，透入仪另一端输出导线金属夹夹在托盘柄上，打开透入仪透入 6 分钟，然后漱口。每 3–6 个月重做一次；含氟牙膏刷牙治疗，每日早晚各刷一次，每次 3–5 分钟，每个部位 8–10 次。

3. 光固化复合树脂覆盖法

（1）适应证

釉质发育不全；氟牙症；四环素牙；先天性梅毒牙；封闭前牙

牙间隙，恢复锥形牙正常外形。

（2）操作方法

清洁患牙，清除牙龈炎症。

隔湿放好开口器和吸唾器。

用比色板与患牙比色，选择材料颜色。

吹干牙面，用酸蚀剂酸蚀牙面 1 分钟（四环素牙酸蚀 2 分钟）后，清水清洗 1 分钟，再彻底吹干，牙面呈无光泽的白垩状。

用海绵粒给牙面涂釉质粘合剂，吹干后用光固化灯照射 20 秒钟。

选用含遮光剂材料覆盖牙面，光照 20 秒钟，再用选好的材料覆盖牙面，整塑外形后光照 20–40 秒钟。

修整牙体外形，调k，以防覆盖的树脂材料脱落。

选用由粗到细的砂纸磨光。

用杯形橡皮轮蘸抛光剂抛光牙面。

4. 脱敏治疗法

（1）适应证

牙齿重度磨损；轻度楔形磨损；牙龈萎缩，牙颈部外露，伴牙齿敏感症；外伤后牙本质暴露，牙齿敏感者。

（2）治疗方法

①药物热烫脱敏法

适用于个别牙k面的敏感点。先查过敏点，隔离口水，用棉球蘸 50% 麝香草酚或碘酚置于过敏点处，用加热的水门汀充填器的充填端放在棉球上，使药物产生白雾，让患者吹气，反复2–3次即可。

②银汞合金充填脱敏法

适用于个别牙k面敏感点。先局部麻醉，在牙齿敏感部位备洞后再用银汞合金充填法。

③涂药脱敏法

适用于牙齿重度磨损而k面有多个敏感点。

用 38% 氟化氨银涂于k面，4 分钟即可，已封闭牙本质小管达到止痛效果。

用 75% 氟化钠甘油糊剂，涂于干燥牙面，反复摩擦 1–3 分钟即可，然后反复漱口，以免患者吞入。

新生碘化银法。先涂 2% 碘酊于过敏区，半分钟后再涂擦 10% 硝酸银（呈灰白色沉淀）反复涂擦 2–3 次，最后再涂一次碘酊，以减轻硝酸银的刺激。

氢氧化钙法。先将氢氧化钙用蒸馏水调成糊状，再用棉签涂于过敏区，15 分钟后，除去药物，反复漱口。

④ 药物绷带脱敏法

适用于牙颈部敏感。吹干牙面，将多聚甲醛绷带（帕拉仿绷带）搓成细条状，置于牙颈部敏感处（不要接触牙龈以免刺激），再用酒精棉球压好即可。

⑤ 光固化黏合剂脱敏法

适用于咬合面、牙颈部敏感。清洁牙面、隔湿、吹干。用海绵粒涂釉质黏合剂于敏感处，用气枪吹匀，再用光固灯照射 20 秒钟，反复 2–3 次即可。

⑥ 激光脱敏法

适用于全口多个牙的牙颈部及面敏感区域。清洁吹干牙面，均匀涂一层激光引发剂，调节激光治疗机（波长 1.06mm，频率 10–30Hz，功率 0.3–3W，脉冲宽度每秒 150 微米，治疗参数 0.75W/15pps），照射 30 秒钟，重复四次即可。（医患均需带防护眼镜）

⑦ 离子导入法

适用于牙脱钙而引起的牙本质过敏。

根据治疗部位选择合适的衬垫及电极板；将衬垫煮沸 30 分钟，拧出水分；将 3% 氟化钠和 5% 氯化钙涂洒于衬垫上；将咬合铅板（电极板）放入咬合衬垫内，并置于过敏区；接通直流电源（电流量不超 2 毫安）进行离子导入，每次 20 分钟，每日一次，10 次为一疗程。

⑧ 脱敏牙膏刷牙法。

10% 氯化锶牙膏，4% 氟化钠牙膏。

5. 脱色治疗法（牙齿漂白法）

（1）适应证

斑釉牙（氟牙症）；四环素斑牙；牙髓坏死所致牙齿变色。

① 氟牙症治疗方法

酸脱色法：先在患牙周围牙龈上涂一层凡士林或使用橡皮障隔离软组织，隔湿、吹干牙面，用棉签蘸 5% 稀盐酸涂擦牙面 5–10 分钟后，清水冲洗，吹干牙面，再涂 75% 氟化钠甘油糊剂 3 分钟后漱口。

离子导入法：将唇形隔离器放入口腔，用棉条蘸盐酸双氧水混合液（36% 盐酸一份，30% 双氧水二份）敷于患牙唇面 5–7 分钟，再用浸有 30% 双氧水的棉条敷于患牙唇面 10–15 分钟，除去药物，温水漱口，然后用 5% 氯化钙溶液用阳极做离子导入，每次 20 分钟，每日或隔日一次，8–10 次为一疗程。

复合药液法：先用液状石蜡涂牙龈，并用纱条隔湿，再用棉条蘸第一药液（30% 双氧水 5 份，36% 盐酸 5 份，乙醚 1 份，临时现配）敷于患牙唇面 1–2 分钟，除去棉条用海螵蛸片蘸第一药液打磨牙面，去除牙色素，再用棉条蘸第二药液（5.25% 次氯酸钠溶液）反复涂擦牙面（以中和酸性）后，温水漱口，最后用橡皮杯蘸滑石粉磨光牙面。

② 四环素斑牙治疗方法

温热漂白法。用橡皮障隔离软组织，吹干牙面，用棉球蘸 30% 双氧水敷于牙面上，用 100W 白炽灯光照 10–15 分钟，每周一次，三次即可脱色。光照后温水冲洗牙面，也可再用 30% 氟化钠溶液涂擦牙面。

③ 死髓变色牙治疗法

双氧水热脱色法：先行完善的根管治疗后，去除髓腔内及根管充填材料至根管口下 2–3mm 处，以光固化玻璃离子黏固剂封闭根管，用酸蚀剂酸蚀髓腔 1–2 分钟。清水冲洗后吹干，用蘸有现配的 30% 双氧水的棉球置于髓腔内，并涂擦牙面，再用 100W 白炽灯照射（或用烤热的牙胶充填器的充填端置于棉球上）5 分钟，反复 3–4 次，最后将浸有 30% 双氧水棉球塞入髓腔后用磷酸锌粘固粉暂封，过 3–5 天重复一次，4–7 次为一疗程，直至完全漂白后进行窝洞充填。

过硼酸钠脱色法：先行根管治疗，去除髓腔内充填物，封闭根管口用酸蚀剂酸蚀髓腔 1–2 分钟，清水冲洗后吹干，用现配的 30% 双氧水将过硼酸钠调和成湿沙状，放入髓腔，内层用少量氧化锌丁香油糊剂，外层用磷酸钠粘固粉暂封（防止药物外漏），3–5 天换药一次，约 3–5 次即可使变色牙冠脱色。

紫外线照射法：先用橡皮障隔湿，擦干牙面，用紫外线灯照射30 秒钟。操作时要注意防护医患者眼睛。

（二）牙体病治疗药物

1. 局部涂敷剂

如表 5-1-1 所示。

表 5–5–1　牙体病治疗用局部涂敷剂

药剂名称	所含成分	作用
2% 氟化钠溶液		抑菌促钙化，终止龋病发展
8% 氟化亚锡溶液		涂抹，抑菌促钙化，终止龋病发展
酸性氟磷酸钠（APF）溶液		抑菌促钙化，终止龋病发展
酸性氟磷酸凝胶		较 APF 作用时间长，渗透性强
再矿化溶液	含氟化钠	含漱，恢复牙硬度，消除龋损
再矿化溶液Ⅰ号	含氯化钙、氯化钾、氟化钠、磷酸二氢钾	作用优于再矿化溶液
再矿化溶液Ⅱ号	含磷酸钙、磷酸氢钙、盐酸液、氢氧化钠液、氟化钠液	较再矿化溶液疗效好，无副作用

10% 硝酸银溶液		牙面涂擦 1 分钟，再用还原剂丁香油涂擦直到呈黑色。有杀菌、收敛、腐蚀作用。封闭病变区，终止龋病发展。适用于乳牙和恒牙的后磨牙
氨硝酸银溶液	含硝酸银，28% 氨水	渗透性和杀菌作用较硝酸银溶液强
厚朴酚凝胶		局部涂敷。抑菌，阻止龋病的发生发展
氟化钠甘油糊剂		抑菌、抗酸、防龋
氟化钠膜	含氟化钠、聚乙烯醇、吐温、甘油	贴敷、抗酸、防龋、抑菌

2. 含漱冲洗剂

如表 5-1-2 所示。

表 5-1-2　牙体病治疗用含漱冲洗剂

药剂名称	所含成分	作用
0.2% 氟化钠含漱剂		抑菌、抗酸、防龋
0.1% 氟化亚锡含漱剂		抑菌、抗酸、防龋
0.02% 氯己定含漱剂		防止菌斑、龋病
0.05% 阿列西定溶液		防止菌斑、龋病
牙脱敏含漱剂	甲醛溶液、薄荷油、麝香草酚、乙醇、碳酸氢钠	牙本质脱敏
甲醛酊	甲醛溶液、薄荷油、乙醇	防腐、消毒、脱敏

3. 口服药剂

如表 5-1-3 所示。

表 5–1–3　牙体病治疗用口服药剂

药剂名称	所含成分	作用
复方氯化钠片		预防儿童龋齿

4. 刷牙药剂

如表 5-1-4 所示。

表 5–1–4　牙体病治疗用刷牙药剂

药剂名称	所含成分	作用
复方氯化钠糊剂	多聚甲醛、碳酸钙、氟化物、甘油	杀菌、防龋
氯己定糊、碳酸钠		抑菌、抗酸、防龋
硼酸钠	氯己定糊剂、碳酸钠、过硼酸钠	防龋、除臭
10% 氯化锶牙膏		组塞牙本质小管而脱敏
脱敏牙粉	三聚甲醛、碳酸钙、碳酸镁、碳酸氢钠、丁香油	牙本质脱敏
脱敏粉	筚拨、海螵蛸	防止牙酸痛
脱敏散	五倍子、白蒺藜、骨碎补、白芷、煅牡蛎、徐长卿	防止牙酸痛

二、牙髓病与根尖周病治疗技术及药物

（一）牙髓病与根尖周病治疗技术

1. 髓腔开通术

（1）确定开髓部位和洞形

基本要求是根管器械能循直线方向进入根管。一般情况下，采用以下部：

上颌前牙宜在舌窝近舌隆凸处，洞形呈圆形。

上颌前磨牙宜在k面处，洞形呈椭圆形，颊舌径大于近远中径。

上颌磨牙若为颊舌径宜在中央窝偏腭侧 1mm 处，若为近远中径宜在近舌尖，远颊尖连线与远舌沟相交点的近中 2mm 处，洞形呈三角形，底在颊侧，舌在腭侧。

下颌前磨牙宜在k面处，洞形呈卵圆形。

下颌磨牙宜在中央窝偏颊侧 1mm 处，若为近远中径宜在偏近中处，洞形呈方圆形。

（2）确定洞形大小

一般以去除髓室顶后不妨碍器械进入根管为准。洞口太大会使牙体组织切割太多，导致牙折裂和充填物脱落，洞口太小，则不利操作，不易将髓腔清除干净影响治疗效果。

（3）开髓

隔离唾液，用碘酊消毒手术区。

由舌面靠近切缘处磨除髓室舌侧壁。

用细裂钻进入根管口内，打磨根管远近中壁，使之相互平行，勿形成台阶。

开髓后，应将洞壁修整光滑，无凹凸不平，与根管壁连成一线。

（4）寻找根管口

先在髓室底涂碘酊，再用乙醇洗去，借助光照，查明根管口（髓腔呈橙红色，根管口呈黑色）。

2. 开髓引流术

开髓引流是在急性牙髓炎、根尖周炎时的应急处理，其目的是引流炎症渗出物，缓解髓腔高压而引起的剧痛。

急性牙髓炎时，局麻下开髓（方法同髓腔开通术），将牙髓摘除后，放置一无菌小棉球暂封，待患牙疼痛消失后再做治疗。单根牙拔髓后，可进行根管预备、暂封一周。

急性根尖周炎，局麻下开髓，去除冠髓拔除根髓，使根尖渗出物及脓液通过根管得到引流。以缓解根尖部的压力来解除疼痛，用3% 双氧水和次氯酸钠交替冲洗，所产生的泡沫可带走堵塞根管的分泌物，放置樟脑酚或木榴油棉球开放引流。

3. 牙髓塑化术

即将根管内病原刺激物（病变组织及病原体）塑化固定在根管中的方法。

（1）适应证

成年人根尖孔已完全形成的患病恒磨牙；各种牙髓炎，牙髓坏死、坏疽；急慢性根尖周炎（急性症状消除后，慢性病变不超过根长二分之一）；根管弯曲、细窄；器械折断于根尖二分之一处不能取出时。

（2）禁忌证

乳牙及年轻恒牙；完全钙化不通的根管患牙；根尖狭窄区已破坏的患牙；准备进行牙内漂白的变色牙；准备进行桩核修复的患牙。

（3）操作方法

① 髓腔开通术

活髓牙先失活；取出软化牙本质，开髓、开阔龋洞；磨除髓室顶，取出牙髓。

② 根管准备

将 2%–5% 氯亚明 1–2 滴于髓室内。

用光滑髓针插入根管，再将用拔髓针放入根管三分之二处，旋转拔除部分牙髓，然后用小号扩大针取出残髓。

用双氧水冲洗根管后放入 FC 棉捻、用氧化锌暂封。

5–7 日取出棉捻。

③塑化

隔湿、消毒、吹干窝洞。

用弯头注射器将新配的塑化液滴入髓室，用光滑髓针探至根尖三分之一处，沿管壁上下旋转捣动，用棉球吸出塑化液，再滴入塑化液，反复 3–4 次，最后一次不吸出塑化液。

用氧化锌丁香油糊剂覆盖根管口，再用浸有塑化液的棉球轻压根管口糊剂，暂封 2 周观察，亦可立即用磷酸锌水门汀垫底，做永久充填。

（4）注意事项

因塑化液有刺激性，应防止对黏膜牙龈烧伤。

治疗后如有咬合痛，应予调。

治疗后如有自发痛或过敏疼痛，可能牙髓塑化不全，应重新塑化。

4. 根管治疗术

即将根管内的病原刺激物（病变组织及病原体）彻底清除的方法。

根管治疗不同于其他牙科治疗，许多操作难以在直视下进行。因此，在术前应结合直接检查和 X 线片查清患牙的具体情况，如牙的外形、根管的结构、根管的数目、根管的长度、根管的弯曲方向及弯曲程度，根管口和根尖孔与牙髓腔的关系，有无侧支根管及其部位，髓腔的位置与大小，髓腔与咬k面的距离，病理变化情况等。

（1）适应证

牙髓病：不能保存活髓的牙髓炎；牙髓钙化。（但以能去除髓腔钙化物，通畅根管达根尖为前提）；牙内吸收；牙髓坏死。

根尖周病（其中急性根尖周炎须在急性症状缓解后再作根管治疗）

外伤牙：牙冠折断，牙髓暴露者；牙冠折断，未暴露牙髓，但须全冠修复或桩冠修复者；牙根折断，尚可保留修复者。

牙体硬组织病：氟牙症、四环素牙、重度釉质发育不全须全冠、桩冠修复者；牙重度磨损，牙本质过敏无法脱敏治疗者；隐裂牙需全冠修复者；牙根纵裂需截根的非裂根管；牙周—牙髓联合病变的患牙；牙错位、牙扭转、牙过长而无其他牙体牙髓病，需要美容修复者；牙冠大面积缺损，残根需全冠、桩冠修复者；颌面外科（颌面手术）所涉及的牙；移植牙和再植牙。①

（1）操作方法

① 根管准备

根管清理：彻底清除根管内容物后，用分别盛有 2%–5% 次氯

①梁景平 . 临床根管治疗学 [M]. 上海：上海世界图书出版公司，2016.

酸钠和3%双氧水的注射器交替反复冲洗，或用超声根管治疗仪冲洗。

根管扩大成型：根管成型的目的是建立根尖周病灶的引流通道，便于根管内封药和根管充填。根管扩大成型的原则，是维持原根管的形状，使根管具有连续的锥度，根管狭窄处与根尖狭窄处重合使弯曲根管减缓弯度，使根管的冠三分之一有足够宽度，根管扩大成型的方法是选用不同形状扩大针扩锉，选用步退式步入法扩锉根管，达到清洁，成形根管的目的。

②根管消毒

是对主根管、副根管、侧支根管、牙本质小管进行消毒。

消毒药物：主要是氢氧化钙制剂（氢氧化钙水糊剂，氢氧化钙甘油糊剂），醛酚制剂（甲醛甲酚合剂，樟脑酚合剂，木榴油，丁香油酚），氯制剂（次氯酸钠，氯胺T钠），碘制剂（碘酊，碘仿）及抗生素类。理想的消毒剂应具有广谱强力抗菌作用，药效持久能维持24小时以上，渗透力强能达到牙本质小管和侧支根管内，对组织无刺激性损害，不引起牙变色。

用药方法：一是将浸药棉球置于根管口，二是将浸药棉捻或纸尖置于根管内，三是用螺旋充填器将药送入根管深部。氧化锌暂封，时间为5–7天。

根管消毒除用药物消毒外，还可采用电解消毒、微波消毒、激光消毒治疗等。

③ 根管充填

根管充填的目的是封闭根管系统，防止再感染。一般应在无明显叩痛、无严重气味、无大量渗出、无急性炎症等症状情况下进行。

侧压充填法：先选择合适的主牙胶尖，按工作长度，置根管内测试，直到牙胶尖长短、粗细合适为止。然后用光滑髓针将根管糊剂填充于根管内，置入测试好的牙胶尖进行侧压，直到根管被牙胶尖填充满为止。

垂直加压充填法：先将合适的牙胶尖插入根管内，再用携热器将根管内牙胶分别软化，然后用垂直充填器加压，使根尖三分之一根管完全密合。再添加牙胶，继续加热，直至充填完成。

牙胶热塑注射充填法：其中有高温（150℃ –180℃）充填法和低温（70℃）充填法。可分别用高熔点牙胶尖，低熔点牙胶尖。操作时将套管针预热后插入注射器，置于根管内，再将牙胶注入根管，直至根管口看到牙胶为止。

固核载体插入充填法：其中以 Thermafil 法具代表性。该系统由加热软化炉和一组充填体（α 相牙胶包裹的袋柄不锈钢充填体或塑料核心充填体）组成。充填体应与根管锉相配套。操作时将充填体牙胶部分置于加热炉中，使牙胶膨胀变软，再将加热充填体置于根管内适应长度，在根管口上方 1–2mm 处用倒锥钻切断充填体柄端部，完成根充。每一根管只需一个根管充填体。

激光充填法：激光可软化牙胶，可固化光敏树脂。

（2）适应证

根管阻塞不通；根管钙化而根尖有进行性病变损害；根管治疗失败，根管充填物不能取出；根管变异，不能进行根管治疗；根未形成，根尖孔大呈漏斗状，根管充填困难。

（3）操作方法

局麻下在根尖部做弧形切口，行根尖刮治术，暴露牙的根尖区。

除尽根尖病变组织，使根尖清晰可见。

用裂钻切除根尖，显示根管口，切面应呈唇、颊向的斜面。

切面根管口作成宽深 2mm 的洞形，并固位清洁。

用氧化锌丁香油黏固粉，或玻璃离子黏固剂，或复合树脂或银汞合金充填。

冲洗骨腔。

黏膜骨膜瓣复位缝合。

5. 牙髓失活术

牙髓失活是用化学药物封于牙髓创面，引起牙髓血运障碍，从而使牙髓组织坏死失去活力的方法。

（1）适应证

用于干髓治疗；用于无痛操作。

（2）操作方法

清除患牙洞内残渣和软化的牙本质。

用挖匙或锐利球钻打开髓腔，暴露牙髓。

将牙髓失活剂紧敷于牙髓组织（如出血多可用肾上腺素棉球止血）敷药时限因具体药物而异。

用氧化锌丁香油粘固剂暂封髓腔口。

6. 盖髓术

（1）直接盖髓术

即用具有治疗保护作用的药物（盖髓材料）覆盖于已经暴露或髓角即将暴露的牙髓上，诱发牙髓形成硬组织和修复性牙本质（牙本质桥），将露髓点封闭，从而保全牙髓活力（生理功能）的方法。

① 适应证

深龋露髓的恒牙。

可恢复性牙髓炎的露髓者。

老年人牙髓退行性变的露髓者。

根尖孔尚未形成的外伤性露髓的年轻恒牙。

意外穿髓，直径不超过1mm的恒牙。

② 禁忌证

因龋露髓的乳牙。

慢性牙髓炎及根尖周炎的患牙。

③ 操作方法

局部消毒，隔湿。

在局麻下，用挖器或圆钻除尽龋坏组织。

制备洞形，冲洗窝洞，拭干。

放置盖髓剂于暴露的牙髓上。

用氧化锌丁香油粘固剂暂封洞口。

1–2 周后复诊，去除暂封物。

选用充填剂：氧化锌丁香油粘固剂、玻璃离子粘固剂、聚羧酸锌粘固剂或磷酸锌粘固剂垫底，银汞合金，复合树脂等做永久充填。

（2）间接盖髓术

即用盖髓剂覆盖于即将或尚未暴露牙髓的牙本质上，以保全牙髓活力的方法。

① 适应证

深龋及外伤造成的近髓患牙。

深龋引起的可恢复性牙髓炎的恒牙（活力测试正常，X 线拍片根尖周组织正常）。

无自发痛、无穿髓难以判定何种牙髓炎的诊断性治疗。

② 操作方法

局麻下，去除龋坏组织。

冲洗、隔湿、擦干窝洞。

放置盖髓剂于近髓处。

用氧化锌丁香油粘固剂暂封洞口。

1–2 周后复诊，如果无任何症状，牙髓活力正常者，可保留部分氧化锌丁香油粘固剂垫底，再进行永久性充填。

7. 干髓术

干髓术是先用药物使牙髓失活后，去除感染的冠部牙髓，再用药物覆盖根髓创面，使根髓干化并长期保持无菌状态的方法。

（1）适应证

乳磨牙牙髓炎，且根已形成，未发生吸收者。

恒磨牙深龋露髓孔大，不宜行盖髓术者。

急性牙髓炎，急性症状消失者。

慢性牙髓炎。

老年人深龋意外露髓者。

经盖髓术和活髓切断术失败后而根髓尚未化脓、坏死者。

（2）操作方法

① 失活干髓术

未露髓者开髓止血（见髓腔开通术）。

用失活剂棉球置于穿髓孔处。

用氧化锌丁香油糊剂或磷酸锌粘固粉暂封髓腔孔。

按失活剂时限嘱患者按时复诊。

复诊时检查封药是否完整，患牙有无叩痛及松动，牙龈及根尖区黏膜有无异常。

去除暂封物和失活剂。

去除髓室顶，修整洞形，切除冠髓达根管口下 1mm。

将干髓剂置于根管口处，用磷酸锌粘固粉垫底，永久填充。

② 麻醉干髓术

局部麻醉。

去除腐质，制备洞形。

用碘酊消毒手术区。

用橡皮障隔湿。

用裂钻或圆钻除去髓室顶。

用锐利挖匙将冠髓从根管口处切断。

用温热生理盐水冲洗窝洞后拭干。

将干髓剂置于根管口，用磷酸锌粘固粉垫底，永久充填。

（3）注意事项

无菌操作；充分止血；牙髓切断面不留血痂；干髓剂与牙髓切断面紧密接触。

（二）牙髓病与根尖周病治疗药物

1. 全身用药

止痛：用一般解热镇痛药。

消炎：用青霉素类、红霉素类、头孢类。

中药验方：连翘、滑石、银花、西瓜皮、绿豆、鲜芦根各 10g 水煎服。

2. 局部涂敷剂

如表 5-1-5 所示。

表 5-1-5　牙髓病与根尖病治疗用局部涂敷剂

药剂名称	所含成分	作用
复方麝香草酚涂剂	麝香草酚、樟脑、苯酚	消炎、止痛
Algipor 冻干凝胶	4% 呋喃西林、藻酸钠钙盐	消炎、止痛
可卡因薄荷脑涂剂	可卡因、苯酚、薄荷脑	局麻、止痛、消炎
鸦胆宁涂剂	鸦胆宁	止痛、消炎
鼻用牙痛水	高良姜、透骨草、乙醇	止痛、消炎
牙髓安抚剂	细辛、白芷、冰片、筚拨、95% 乙醇	止痛
牙痛灵	软枣藤片、95% 乙醇	局麻、止痛
牙痛粉	白芷、细辛、冰片、氨基吡啉、非那西汀、安乃近	消炎、止痛

3. 口腔含漱冲洗剂

如表 5-1-6 所示。

表 5-1-6　牙髓与根尖周病治疗用口腔含漱冲洗剂

药剂名称	所含成分	作用用途
中药煎剂	辛夷、花椒、蜂房、防风各 10g	止痛
中药验方	川椒、细辛各 1g、白芷、防风各 3g、开水冲泡 10 分钟	止痛

三、牙周病治疗技术及药物

（一）牙周病治疗技术

1. 牙龈洁治术

（1）龈上手工器械洁治术

即用龈上洁治器去除龈上牙石、菌斑、软垢的方法。

①适应证

龈上牙石、菌斑、软垢沉积于牙面者；牙龈炎、牙周炎；各种牙周手术，口腔修复术前治疗。

②操作方法

调整椅位和患者体位，稳固支点，调节光源，选择器械（前牙选用直角镰形洁治器，后牙选用半角镰形洁治器）

用 3% 双氧水含漱 1 分钟，清水漱口，碘酊消毒手术区。

用洁治器从牙齿远中面开始，按分区顺序依次进行洁治。

涂显示剂或碘酊检查洁治效果。

洁治干净后涂以糊状牙粉，磨光牙面。

最后用 3% 双氧水冲洗止血，并涂上碘甘油防止感染。

③ 注意事项

洁治中如有过敏症状，应立即脱敏治疗。

正确选用和握持器械，选好支点和角度。

避免损伤软组织。

洁治中多漱口，保持视野清晰，洁治前后注意消毒。

（2）龈上超声波洁治术

即用超声高频震荡清除牙石、菌斑、软垢的方法。其优点是高速、高效、省时、省力、组织愈合好。其缺点是灵敏度差，不易进入牙周袋内，不易做龈下洁治。易产热引起敏感痛，对黏着性强的小片牙石难以除尽，不能完全替代手工器械洁治法。

① 适应证

同龈上手工器械洁治术。

② 操作方法

备好超声波洁治器（包括发生器和转换器），开通电源，排进污染水，调节好频率，调节好水源，使之产生最大气雾，超声工作头消毒。

用 3% 双氧水含漱 1 分钟，清水漱口。

选用适合的超声工作头紧固于手机柄上，踩动开关检查手机是否喷水，工作头是否振动。

开始洁治。将工作头前侧缘对着牙面呈 15° 角，轻轻接触牙石，按顺序进行洁治。

洁治后用 3% 双氧水冲擦术区。

抛光牙面、漱口。

牙龈内侧涂以 4% 碘甘油或浓吕氏液。

③ 注意事项

戴有心脏起搏器的患者禁用此法。

工作头在牙面上不应停顿，始终保持移动状态，以免牙面受损，局部产热。

避免伤及软组织。

管道堵塞，喷水压力不足，工作头卡在牙间应立即停止操作。

（3）龈下手工洁治术（根面平整术）

即用龈下洁治器去除牙周袋内龈下根面牙石、菌斑，去除表层病变牙骨质的方法。

① 适应证

牙周袋内龈下结石；较深牙周袋、骨下带的初步治疗；牙周病术前准备治疗。

② 操作方法

深牙周袋刮治前应行局部麻醉。

因不能肉眼发现，应先用牙周探针探明牙周袋的形态和深度及牙石的大小、位置、形状。

碘酊消毒手术区（牙龈、牙面、牙周袋）。

根据不同牙齿选用适宜的龈下刮治器械将刮治器工作面与根面平行放入袋底牙石颈部，变换角度（刮治器刃口腹面与牙根表面呈 80° 最佳）进行刮治，先刮除牙石，再刮除牙骨质腐败层及牙周袋内壁残存组织。

用探针探查，牙石是否除尽，牙根表面是否光滑，然后用 3% 双氧水冲洗，再在牙周袋内滴入 4% 碘甘油。

③ 注意事项

刮治前应化验血常规及出血、凝血时间。

糖尿病易感染者应在病情控制后再行龈下刮治术。

注意口腔卫生，正确使用刷牙方法。

2. 牙周袋探查术

牙周探诊是牙周炎诊断中最重要的检查方法之一。目的主要是了解有无牙周袋或附着丧失。反应牙周袋在牙面的位置及形态，龈下结石的量及分布，观察探诊后牙龈是否出血。有无龈退缩或增生肿胀。

探诊方法：选择牙周探针的刻度为 1mm 或 2–3mm 工作端为圆柱形，尖端处为钝头，直径 0.5mm。

将牙周探针沿着牙齿长轴，尖端紧贴牙面与牙的长轴平行，沿着牙周袋底的宽度提插式移动。

牙周探针沿着牙体长轴的各个面进行探查，通常在牙的颊(唇)，舌面远中、中央、近中测量。

每个牙分 6 个位点探诊牙周袋深度。探诊顺序为：颊侧远中、颊侧中央、颊侧近中，分别记录 3 个位点的深度，舌侧相同。

3. 袋内壁刮治术

即是一种不翻起黏骨膜瓣，用器械进行袋内壁和根面刮治去除病变组织的方法。

（1）适应证

袋周围均有牙槽骨壁，附着龈有一定宽度，范围局限的骨下袋。

袋底位于膜龈联合的冠侧，不需骨成形，附着龈有一定宽度的较浅的骨上袋。

（2）操作方法

常规消毒，局部麻醉。

先行龈上洁治术。

检查牙周袋的深度，部位和范围。

用匙形刮治器插入牙周袋底，紧贴袋壁，上下移动，刮除袋内感染组织和牙根面上的坏死牙骨质。

检查袋壁是否刮净，有无出血，用弯头眼科剪进行牙周袋内修整。

用双氧水、生理盐水冲洗后用纱布轻压牙龈，使之紧贴牙面，排除多余液体。

隔湿，用棉球吸干牙周袋水分。

轻刺袋壁，使之出血，使袋中形成新鲜血块。

敷以牙周塞治剂。

4. 牙周塞治术

即用牙周塞治剂敷于牙龈创面，保护伤口，防止出血，减少疼痛，避免感染，促进愈合的方法。

（1）适应证

各种原因引起的牙龈出血。

各种牙周手术后，保护伤口，促进愈合，防止感染。

（2）操作方法

调配牙周塞治剂呈团状，再搓成条形。

隔湿、止血。

将塞治剂分次敷压于全部创面，薄厚均匀，牙间隙处加压固位防止脱落。

湿润唇颊黏膜，并向不同方向牵动，使塞治剂边缘整齐，表面光滑，外形自然。

（3）注意事项

塞治剂应绕过系带，以免变硬后刺激软组织。

术中止血除湿必须彻底，以使塞治剂固位，防止脱落。

塞治区暂不刷牙，可以含漱。

止血性塞治，5–7 天仍出血未愈，应重新塞治。

5. 牙龈翻瓣术

即用外科手术将牙周软组织瓣翻起去除牙周感染组织和根面牙石，平整根面，修整牙槽骨外形，以达到重建新附着（牙龈附丽），消除牙周袋的方法。龈瓣分为两种：一种为全厚瓣（亦称骨黏膜瓣）；一种为半厚瓣，只包括龈表面上皮及下皮的部分结缔组织。而深部结缔组织及骨膜仍保留在牙槽骨上。

（1）适应证

牙周袋深达膜龈联合，不宜作切龈术的患牙，特别是前牙唇侧骨上袋。

牙周袋内病变范围大，牙周袋形态曲折复杂，单纯的龈下刮治术和袋内壁刮治术已不能消除牙周感染组织的患牙。

有骨下袋和牙槽骨形态不良，需进行牙槽骨修正和植骨术者。

根分叉病变和牙周牙髓联合病变，需要进行截根术，半切除术，根尖刮治术者。

（2）操作方法

① 常规消毒，局部麻醉。

② 选择切口。

水平切口：沿龈缘附近向近远中方向的切口，包括术区患牙和向近中、远中延伸的 1–2 个健康牙。第一切口为内斜切口（距龈缘 1–2mm 处进刀，向根方切入直达牙槽嵴附近），第二切口为沟内切口（从袋底切入，直达牙槽嵴顶，目的是将欲切除的袋壁组织与牙面分离），第三切口为牙间水平切口（在第二切口之后用骨膜起子插入第一切口处，将龈瓣从骨膜分离，暴露第一切口最根方，刀片与牙面垂直，在骨嵴顶的冠方，水平切断袋壁与骨嵴顶及牙面的连接）。

纵形切口（垂直切口）：从龈缘开始，经附着龈，直至牙槽黏膜或颊侧移行沟。根据垂直切口的走向和数量，可形成不同的组织瓣（角形瓣、矩形瓣、梯形瓣）

保留龈乳头切口：对每个患牙均作环形沟内切口，不在邻面将颊舌侧牙龈乳头切断，而在腭侧距龈乳头顶端5mm处作弧形切口，贯通两侧邻牙轴角，再从弧形切口处深入唇面切透该龈乳头茎底部的1/2–2/3，然后将该乳头从腭侧分离开，翻瓣时，通过牙间隙将乳头翻到唇（颊）侧，并随唇侧龈瓣一起翻开。完整保留龈乳头连在唇（颊）侧瓣上，既可对邻面植骨处严密覆盖，又可减少术后龈乳头的退缩。

③ 翻瓣

用骨膜分离器循切口进入，切开黏骨膜，从骨面上翻起黏骨膜瓣，暴露病变区裸露骨面。

④ 去除感染组织平整根面

用弯剪刀剪除龈瓣内壁残留感染组织，刮除根面残留牙石和坏死牙骨质，平整根面，用50%枸橼酸或3%双氧水棉垫覆盖根面2分钟。

⑤ 用骨锉、骨钻、骨凿修整牙槽骨，恢复生理外形。

⑥ 龈瓣复位

彻底刮治清除术区残留物，将瓣复位后用湿纱布在唇（颊）面轻压2–3分钟，排除血液及空气，使软组织紧贴骨面。

软组织瓣复位根据需要分别按以下方式：

原位复法：即复位到牙颈部原龈缘水平，并尽量覆盖邻间骨，以减少骨吸收，增加新附着机会。

根向复位：全厚瓣根向复位，可使根分叉充分暴露以利自洁，半厚瓣根向复位是将龈缘放在牙槽嵴根方 1–2mm 处，有利于增加附着龈。

冠向复位：牙龈退缩，但附着龈有足够宽度时，可将龈瓣拉至冠方适当位置。

侧向移位。

双侧移位。

⑦ 龈瓣缝合

根据需要可选用间断缝合，悬吊缝合，褥氏缝合，锚氏缝合。

⑧ 术区敷盖牙周塞治剂。

⑨ 术后 5–7 天拆线，拆除塞治剂。

（3）注意事项

保持口腔卫生；术后服用抗菌药和止痛药；术后三个月内探查牙周袋。

6. 牙龈切除术

即用外科手术切除增生肥大的牙龈组织及中深度牙周袋，刮治平整根面，重建牙龈生理外形和正常龈沟的方法。可与牙龈成形术同时进行。

（1）适应证

牙龈增生肥大，形成龈袋，常规治疗不消退者。

中深度骨上袋，袋底未超过膜龈联合，附着龈有足够宽度者。

反复发炎的冠周龈组织（多见于第三磨牙）。

根分叉处牙槽骨破坏，又不必拔牙者（多见于下颌第一磨牙）。

牙龈组织长于龈下龋洞或覆盖过多者。

（2）操作方法

常规消毒，局部麻醉。

探查牙周袋深度。依次探查每个患牙唇（颊）面或舌（腭）面得远中、正中、近中三点，并作标记，将标记点连线已示各牙周袋底的位置。将探针探头与牙长轴平行，垂直放入牙周袋底部，记录探针上毫米数，取出探针，将记录牙周袋深度的刻度与龈缘对齐，再将探针末端垂直刺入牙龈表面形成溢血点，标记深度，了解厚度。

将印记镊子无钩端与牙长轴平行进入袋底，有钩端置于牙龈表面，夹紧镊子后形成出血点，连接各点形成与正常牙龈外形相似的曲线，以此线作为切除牙龈的标记。

切除牙龈病变组织（连同颊，舌龈乳头完整切除）及牙周袋。

刮除残留物及坏死牙骨质，平整根面，修整创面边缘，恢复外形。

生理盐水冲洗创口，压迫止血，敷盖牙周塞治剂。

术后2周拆除塞治剂。

（3）注意事项

术前应进行彻底洁治、刮治等基础治疗。

术后保持口腔卫生，含漱剂漱口。

24小时内不刷牙。

术后酌情服用抗菌药、止痛药。

7. 牙龈成形术

即用外科手术修整增生肥厚的牙龈组织，使其恢复正常生理外形的方法。可与牙龈切除术同时进行。

（1）适应证

龈缘肥厚、龈缘缺损、龈乳头圆凸、龈乳头丧失、龈裂等牙龈外形异常。

牙龈覆盖大部分临床牙冠的阻生牙。

药物性牙龈增生，肥大性龈炎、龈纤维增生病。

中深度骨上袋的，慢性牙周脓肿。

（2）操作方法

常规消毒，局部麻醉。

设计牙龈外形。

用柳叶形刀或斧形刀从切龈点斜向切入牙龈组织，切除肥厚的牙龈。

刮除龈瓣表面肉芽组织，修剪牙龈表面外形。

用温生理盐水冲洗术区。

止血后敷盖牙周塞治剂，一周后拆除塞治剂。

（3）注意事项

保持口腔卫生。

24小时内刷牙不刷术区。

局部冷敷，防止水肿。

术后服用抗菌药和止痛药。

8. 游离龈瓣（半厚瓣）移植术

即将自体健康的角化牙龈组织移植到患区，已加宽附着龈加深前庭沟的方法。亦属牙龈成形术的一种。

（1）适应证

附着龈过窄，龈缘与牙面分离者。

附着龈过窄并伴有前庭过浅，影响义齿佩戴者。

牙的唇侧龈退缩，已无附着龈者。

（2）操作方法

常规消毒，局部麻醉。

在受瓣区沿膜龈联合作水平切口（勿切透骨膜，切口长度依患牙数决定），分离切口根方牙龈，保留骨膜和部分结缔组织于根面上，将半厚瓣推向根方，按受瓣区形状剪一块锡箔纸。用生理盐水纱布覆盖创面。

在供瓣区（选择上颌前磨牙至第一磨牙腭侧）距龈缘 2–3mm 处按锡箔纸形状作浅切口，切去游离瓣（半厚瓣），厚度 1–1.5mm，除去游离瓣上腺体与脂肪，给供瓣区放置碘仿纱布。

清除受瓣区的血凝块后，将游离瓣移植缝合于受瓣区（尽快将游离瓣的两角缝于受瓣区冠方端的骨膜上，而根方不缝呈“垂帘”状），用湿纱布轻压 1–2 分钟排出积血和空气，表面覆盖油纱布或碘仿纱布锡箔纸。

敷盖牙周塞治剂，保护伤口。

术后 10 天拆线，拆除塞治剂。

（3）注意事项

术后保持口腔卫生。

3 天内避免瓣和唇（颊）的剧烈活动。

3 周内不宜用牙刷刷牙。

（二）牙周病治疗药物

1. 全身用药

抗菌消炎：以甲硝唑类、青霉素类抗生素多用

补充维生素类药

2. 局部涂敷剂

如表 5-1-7 所示。

表 5-1-7　牙周病治疗用局部涂敷剂

药剂名称	所含成分	作用
甲硝唑药膜	甲硝唑	抗厌氧菌感染
螺旋霉素药膜Ⅰ号	螺旋霉素、达克罗宁、甘油、复方明胶液	抗 G+ 菌及螺旋体
螺旋霉素药膜Ⅱ号	螺旋霉素、达克罗宁、强的松、维生素 A、冰片	消炎、止痛、抗螺旋体
麦斯特黏附片	甲硝唑	抗厌氧菌
霜梅乳没散	白信、黄连、黄柏、甘草、红枣、硼砂、乳香、没药、冰片、青黛	抗菌、消炎、止痛、消肿

3. 刷牙药剂

如表 5-1-8 所示。

表 5-1-8　牙周病治疗用刷牙药剂

药剂名称	所含成分	作用
中药刷牙粉	石膏、龙骨、茯苓、旱莲草、细辛、白芷、寒水石、食盐	消炎、止血、脱敏
固齿散	白芷、细辛、大黄、石膏	清热、抗菌、止痛
擦牙刷	香附 60g、青盐 15g	清热、止痛

中药验方	骨碎补、青盐、冰片研细末	成人牙周炎
中药验方	骨碎补、旱莲草、青盐研细末	成人牙周炎
牙龈按摩剂	五倍子 10g、三聚甲醛 2g、白陶土 47g、氯化钠 1g、氟化钠 0.1g、薄荷脑 0.5g、丁香油酚 0.5g、甘油 50ml	收敛、脱敏
口腔脱敏糊剂（膏体）	二氧化硅、甘油、香精、硝酸钾、氯化钾、氟化	脱敏、防龋、抑菌、口腔溃疡、牙龈炎物等

第二节　口腔黏膜疾病治疗技术及药物

一、口腔黏膜疾病治疗技术

（一）湿敷治疗法

1. 适应证

唇部糜烂、结痂、干燥脱屑。

2. 操作方法

0.1% 雷夫努尔液浸泡纱布片或薄棉片后，敷于病损面上，并视情况滴加药液，保持纱、棉湿润。维持 20 分钟以上。

结痂病损，待结痂变软后，去除软痂，涂以溃疡软膏。

（二）封闭治疗法

1. 适应证

腺周口疮；糜烂型扁平苔癣；反复糜烂慢性盘状红斑狼疮；肉芽肿性唇炎；口腔局部顽固性溃疡；急性牙周炎。

2. 操作方法

用 2% 普鲁卡因 0.5–1mL，加地塞米松 2mg，注射于病变基底下结缔组织内，每周 1–2 次，数次即可。

或用 2% 普鲁卡因 0.3–0.5mL，加入 2.5% 泼尼松龙液注射于病变基底部，每周一次，数次即可。

（三）雾化治疗法

1. 适应证

糜烂性扁平苔癣，糜烂性慢性盘状红斑狼疮。

2. 操作方法

将地塞米松 2mg，庆大霉素 8 万单位，加入 20ml 生理盐水中混匀后放入雾化治疗仪中，将喷雾管口对准病变部位，喷雾治疗 20 分钟。

或将 5–10 微克，上皮生长因子溶于 20ml 生理盐水中，放入雾化治疗仪中，将喷雾管口对准病变部位，喷雾治疗 20 分钟。

二、口腔黏膜疾病治疗药物

（一）全身用药

免疫增强剂，肾上腺皮质激素类，性激素类，反应停（沙利度胺），维生素类及微量元素类。

（二）局部涂敷剂

如表 5-2-1 所示。

表 5-2-1　口腔黏膜疾病治疗用局部涂敷剂

药剂名称	所含成分	作用
“神仙”糊剂	多西环素、强的松、丁卡因、维生素 B	抗菌、消炎、局麻、止痛
复方鱼肝油糊剂	红霉素、克霉唑、地塞米松、清鱼肝油	消炎、止痛、促愈合
达克罗宁糊剂	达克罗宁、苯海拉明	止痛
口疮宁膜	可卡因、四环素、强的松	消炎、止痛
口腔溃疡Ⅰ号	可卡因、甲硝唑、左旋咪唑、醋酸地塞米松	消炎、止痛
口腔溃疡Ⅱ号	达克罗宁、庆大霉素、培地米松、浓鱼肝油	抗菌、消炎、止痛
多抗药膜	多抗甲素、普鲁卡因	消炎、止痛
复方左旋咪唑药膜	左旋咪唑、地塞米松、丁卡因	消炎、止痛

口腔消炎膜	甲硝唑、金霉素、丁卡因	抗菌、消炎、止痛
氯己定药膜	氯己定、氢化可的松、达克罗宁	抗菌、消炎、止痛
口疮散	维生素 E	促进溃疡愈合
三三粉	地塞米松、林可霉素、碱式硝酸铋	收敛、止痛、消炎
溃疡粉	红霉素、碱式硝酸铋、地塞米松	收敛、止痛、消炎
素高捷疗口腔膏	去蛋白小牛血液透析物干粉、聚醚醇	止痛、促进溃疡愈合

（三）口腔含漱冲洗剂

如表 5-2-2 所示。

表 5–2–3　口腔黏膜疾病治疗用含漱冲洗剂

药剂名称	所含成分	作用
复方口疮液	氢化可的松、达克罗宁、螺旋霉素	抗菌、消炎、止痛
达克罗宁含漱剂	达克罗宁、四环素	抗菌、消炎、止痛
艾利克含漱剂	聚维酮碘	防腐、消毒
0.2% 氯化锌溶液	氯化锌	防腐、收敛
决明子含漱剂	决明子	消炎、止痛
岗梅含漱剂	岗梅根、五倍子、两面	抗菌、消炎、止痛

针、甘草	收敛、消炎、止痛	消炎、止痛
黄蒲含漱剂	大黄、薄荷、香草	清热、消炎、止痛
细辛汤	细辛、白芷、玄参、二冬、梅片、甘草	清热、解毒、消炎
苯佐卡因含漱剂	苯佐卡因、甜杏仁乳、	抗菌、消炎、止痛
西黄芪胶	止痛	促进溃疡愈合
小苏打溶液	碳酸氢钠（2%–4%）	碱性环境、抗念珠菌
复方硼砂溶液	硼砂、碳酸氢钠	碱性环境、抗念珠菌
硼砂溶液	硼砂（2%）12	碱性环境、抗念珠菌

（四）局部注射剂

如表 5-2-3 所示。

表 5–2–3　口腔黏膜疾病治疗用局部注射剂

药剂名称	所含成分	作用
泼尼松龙混悬液	强的松龙（125g/5mL）	抗炎、抗过敏
曲安奈德混悬液	确炎舒松（40g/mL，10g/mL）	抗炎、抗过敏
舌神经封闭剂	维生素 B1（100g）维生素 B（0.5g）利多卡因（2%）混匀	舌乳头炎、萎缩性舌炎

（五）口含药剂

如表 5-2-4 所示。

表 5-2-4　口腔黏膜疾病治疗用口含药剂

药剂名称	所含成分	作用
溶菌酶	溶菌酶含片	抗菌、抗病毒、消炎、消肿
华素片	碘酒	消毒、抗感染
度灭芬含片	度灭芬	抗菌、消炎
西瓜霜含片	西瓜霜、梅片	清热解毒、消肿止痛、利咽、润喉、祛腐
克菌定含片		抗菌、消炎
氯己定含片		抗菌、消炎

（六）口服药剂

如表 5-2-5 所示。

表 5-2-5　口腔黏膜疾病治疗用口服药剂

药剂名称	所含成分	作用
昆明山海棠片	碘酒	抗炎、抑制免疫 消毒、抗感染
雷公藤多甙片		抗炎、抗肿瘤、抑制免疫
中药验方	生蒲公英、竹叶、灯草，水煎服	复发性口疮
中药验方	升麻、黄连、竹叶水煎服	复发性口疮

中药验方	桑叶，开水冲泡	单纯性疱疹
中药验方	蒲公英、板蓝根，水煎服	单纯性疱疹
中药验方	大青叶，水煎服	单纯性疱疹
中药验方	板蓝根 30g，水煎代茶饮	带状疱疹
中药验方	大青叶 30g，水煎代茶饮	带状疱疹
中药验方	马齿苋 60g、大青叶 30g、蒲公英 15g，水煎服	带状疱疹
中药验方	灯芯草、滩山药、茯苓各 15g，水煎代茶饮	念珠菌感染
中药验方	黄芩 9g、甘草 3g，水煎代茶饮	念珠菌感染
中药验方	柴胡、防风、五味子、乌梅、甘草各 19g，水煎服	过敏性口炎
中药验方	银花、连翘、升麻、赤芍、当归各 12g，水煎服	过敏性口炎
中药验方	山豆根 6g、芦根 20g、玄参 1g、麦冬、蝉衣，水煎服	过敏性口炎
芦笋精胶囊	芦笋精	滋阴生津、增强抵抗力、舌痛症
中药验方	茨仁、赤茯苓、木通、车前子，水煎服	多形性红斑

第三节　拔牙技术及并发症药物

一、牙拔除术

（一）普通牙拔除术

调整体位、消毒、麻醉。

分离牙龈。

挺松牙齿。

放置牙钳，拔除牙齿。

处理拔牙创口，创口表面放置消毒棉卷压迫止血。如牙龈撕裂，应缝合。

拔牙术后常规医嘱。

术后酌情应用抗生素。

（二）牙根拔除术

1. 高于牙槽窝平面断根

单根牙应用偏薄的牙挺将断根挺松拔出，如牙根与牙槽窝粘连，可使用牙挺稍扩大牙槽窝，将断根拔出。多根牙的断根可行分根后挺松断根并拔出。

2. 在牙槽窝中部或根尖区的断根

选择直根尖挺或弯根尖挺，插入牙根与牙槽骨壁间隙，挺松断根并拔出。也可应用残根钳或小弯血管钳取出挺松的断根。多根牙断根拔除过程中，可采用分根拔除法或配合使用三角挺拔除法。对于某些死髓牙的断根，拔除有困难者，可采用翻瓣拔除法拔出断根。术后修整牙槽骨和牙龈软组织，缝合龈瓣。6–7d 后拆除缝线。

3. 进入上颌窦的牙根取出

自断根部位颊侧作梯形切口，翻瓣去骨法打开上颌窦取出断根，后将龈瓣复位并缝合。如穿通上颌窦，则术后用碘仿纱条填入上颌窦，经下鼻道开窗从鼻孔引出，严密缝合唇颊侧及舌腭侧龈缘。术后 72–96h 抽出下鼻道碘仿纱条，7–12d 拆除缝线。

断根拔除术后常规医嘱。

术后应酌情应用抗生素。

（三）阻生牙拔除术

1. 下颌阻生第三磨牙拔除术

术前拍摄 X 线片检查阻生牙的牙根数目、弯曲情况等。

切开并掀起软组织瓣，显露手术野。

去骨或劈开牙齿，或二者结合。也可用高速牙钻或普通牙钻去骨和离断牙齿。解除阻力，拔除牙齿。

处理拔牙创口，缝合龈瓣并在创口表面放置消毒棉卷压迫止血。

拔牙术后常规医嘱。

术后应酌情应用抗生素。7d 后拆除缝线。

2. 上颌阻生第三磨牙拔牙术

术前拍摄 X 线片、拔除方法和步骤基本同下颌阻生第三磨牙拔除术，如无阻力，通常可挺出。

当牙齿牙冠骨质覆盖较多时，可从上颌第二磨牙颊侧远中切口翻瓣，去除覆盖骨质，挺出阻生牙。

处理拔牙创口，缝合龈瓣并在创口表面放置消毒棉卷压迫止血。

拔牙术后常规医嘱。

术后应酌情应用抗生素。7d 后拆除缝线。

3. 上颌阻生前牙拔除术

术前拍摄 X 线片检查阻生牙的部位、牙根数目、弯曲情况等。

切开翻瓣：从牙齿唇侧或腭侧作角形或弧形切口，去除阻生牙牙冠周围骨质，再插入牙挺挺出牙齿。

处理拔牙创口，缝合龈瓣并在创口表面放置消毒棉卷压迫止血。

拔牙术后常规医嘱拔牙后注意事项。

术后应酌情应用抗生素。7d 后拆除缝线。①

①田卫东. 实用拔牙学 [M]. 成都：四川大学出版社，2003.

二、拔牙后并发症常用药物

（一）拔牙后出血

如表 5-3-1 所示。

表 5-3-1　拔牙后出血治疗用药物

药剂名称	所含成分	作用
塞普敦特止血散	藻朊酸、藻酸钠、苯甲酸	促进血凝、止血
吸收性明胶海绵	吸收性明胶海绵	吸血、凝血、止血
碘仿纱条	碘仿、甘油	塞入牙槽窝、消毒、止血
碘仿吸收性明胶海绵	碘仿、乙醇、乙醚、吸收性明胶海绵	塞入术后无效腔、止血

（二）拔牙后疼痛

如表 5-3-2 所示。

表 5-3-2　拔牙后疼痛治疗用药物

药剂名称	所含成分	作用
芬必得胶囊	布洛芬	解热、镇痛、抗炎
英太青	双氯酚酸钠	解热、镇痛、抗炎
痛力克	酮咯酸氨丁三醇	解热、镇痛、抗炎

泰诺止痛片	对乙酰氨基酚	解热、镇痛
必理通	对乙酰氨基酚	解热、镇痛
优布酚	酮洛酚	解热、镇痛、抗炎
散利痛	扑热息痛、丙基非那宗、咖啡因	镇痛、解热
索米痛片	氨基吡啉、非那西汀、咖啡因、鲁米那	镇痛、解热

（三）干槽症

如表 5-3-3 所示。①

表 5–3–3　干槽症治疗用药物

药剂名称	所含成分	作用
抗生素类		抗菌消炎
甲硝唑类		抗厌氧菌
甲硝唑糊剂	甲硝唑、丁香油	抗菌、消炎、止痛
牙槽新锭	多粘菌素、短杆菌素、新霉素、丁卡因	抗菌、消炎、止痛
养阴生肌散	雄黄、冰片、青黛、牛黄、黄柏、龙胆草、甘草	清热解毒、消炎止痛

①王佃亮，唐志辉，危岩. 口腔科医师处方 [M]. 北京：中国协和医科大学出版社，2019.

轻乳生肌散	煅石膏、冰片、儿茶、血竭、乳香、没药、轻粉、朱砂	消炎止痛
牙槽锭	洋金花粉、乳香、没药、白及粉、三七粉、黄丹、花蕊石粉、赤石脂、土霉素粉、丁香油	消炎、止痛
复方鞣酸甘油	鞣酸、青黛、西黄耆胶、冰片、达克罗宁、甘油	消炎、止痛

参考文献

[1] 唐红萍，朱兰省，崔永新. 现代口腔诊疗学 [M]. 汕头：汕头大学出版社，2019.

[2] 陈宜辉. 实用临床口腔诊疗精要 [M]. 哈尔滨：黑龙江科学技术出版社，2018.

[3] 丁广存. 当代口腔诊疗基础与临床进展 [M]. 长春：吉林科学技术出版社，2019.

[4] 刘承德. 口腔诊疗技术常规 [M]. 长春：吉林科学技术出版社，2016.

[5] 胡绍. 耳鼻喉、眼、口腔诊疗要点 [M]. 武汉：武汉出版社，2009.

[6] 戴辛鹏. 口腔专科诊疗技术与临床 [M]. 北京：中国纺织出版社，2022.

[7] 赵文华，梁晓棠，曲千里等. 口腔科疾病诊疗与护理 [M]. 成都：四川科学技术出版社，2021.

[8] 华红，刘宏伟. 口腔黏膜病学 [M]. 北京：北京大学医学出版社，2014.

[9] 陈谦明，曾昕. 案析口腔黏膜病学 第 2 版 [M]. 北京：人民卫生出版社，2019.

[10] 凌均棨. 根尖周病治疗学 [M]. 北京：人民卫生出版社，2005.

[11] 项闫颜，宋东升，王绍泰等. 口腔治疗中前牙区美学的考量因素 [J]. 口腔医学，2022，42（09）：838-841.

[12] 刘小龙，贺晨，齐锦，桑纪元，张鑫. 面向口腔治疗的控制与交互系统 [J]. 物联网技术，2022，12（02）：101-105.

[13] 赵家亮，蔡和，程立等. 龋病风险评估模型的研究和应用进展 [J]. 临床口腔医学杂志，2022，38（11）：696-698.

[14] 陈智，周林芳. 口腔疾病与治疗技术的风险评估 [J]. 口腔医学研究，2022，38（01）：1-8.

[15] 刘泉，陈卓凡. 动态导航系统在口腔治疗中的应用及误差控制 [J]. 口腔颌

面外科杂志，2021，31（04）：249-252.

[16] 刘明叶. 口腔修复治疗中采用铸造支架的临床价值 [J]. 医学食疗与健康，2021，19（08）：188-189.

[17] 张宏旗，李晓箐，孟玉坤. 口腔治疗中不同颌位与髁突位置 [J]. 口腔疾病防治，2020，28（06）：399-403.

[18] 苗芳，张昀，张卫平等. 中老年特定人群口腔体检牙周疾病相关因素分析 [J]. 口腔医学研究，2019，35（03）：271-273.

[19] 杜娟，段春红. 老年人群牙周疾病危险因素分析 [J]. 中国药物与临床，2018，18（07）：1131-1132.

[20] 刘延卫. 牙周疾病与慢性肾脏病相关性研究进展 [J]. 泰山医学院学报，2017，38（09）：1079-1080.

[21] 刘哲. 壳聚糖基智能响应性纳米药物载体的构建及其在口腔鳞状细胞癌中的应用研究 [D]. 南昌：南昌大学，2022.

[22] 栗达. 载联合化疗药物的纳米纤维 - 凝胶膜制备及其对口腔癌细胞作用研究 [D]. 长春：吉林大学，2022.

[23] 陈新棉. 生物响应型药物控释系统治疗口腔鳞状细胞癌的研究 [D]. 成都：电子科技大学，2021.

[24] 刘雅楠. 奥硝唑地塞米松磷酸钠口腔贴膜的制备和评价 [D]. 上海：华中科技大学，2019.

[25] 吐逊阿依·阿迪力. 三种局部药物对预防口腔种植术后感染的疗效评价 [D]. 乌鲁木齐：新疆医科大学，2017.

[26] 李学珍. 多种药物联合治疗复发性口腔溃疡的临床研究 [D]. 太原：山西医科大学，2014.

[27] 李章才. 氟康唑口颊粘贴片的研究 [D]. 天津：天津大学，2008.

[28] 李雅冬. 口腔颌面部原代鳞状细胞癌药物敏感实验与临床研究 [D]. 重庆：重庆医科大学，2003.

[29] 杨霞. STA 无痛麻醉仪在不同人群牙拔除术中的应用 [D]. 西安：第四军医大学，2016.

[30] 杨擎天. 微创技术拔除下颌阻生第三磨牙的相关临床研究 [D]. 西安：第四军医大学，2010.